健康生活知识系列

优生优育健康生活知识

《健康生活知识系列》编写组

郭　嘉　主编

合肥工业大学出版社

图书在版编目(CIP)数据

优生优育健康生活知识/郭嘉主编．—合肥：合肥工业大学出版社，2010.5

(健康生活知识系列)

ISBN 978-7-5650-0205-2

Ⅰ.①优… Ⅱ.①郭… Ⅲ.①优生优育—基本知识 Ⅳ.①R169.1

中国版本图书馆 CIP 数据核字(2010)第 087109 号

优生优育健康生活知识

郭　嘉　主编　　　　责任编辑　马成勋

出版	合肥工业大学出版社	版次	2010 年 10 月第 1 版
地址	合肥市屯溪路 193 号	印次	2010 年 10 月第 1 次印刷
邮编	230009	开本	880 毫米×1230 毫米　1/32
电话	总编室：0551-2903038	印张	8.75
	发行部：0551-2903198	字数	168 千字
网址	www.hfutpress.com.cn	印刷	中国科学技术大学印刷厂
E-mail	press@hfutpress.com.cn	发行	全国新华书店

ISBN 978-7-5650-0205-2　　　　定价：15.00 元

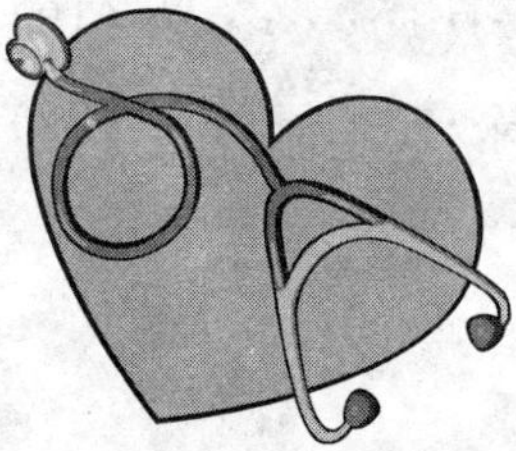

Contents
目 录

第一章 家庭优生知识

第二章 选择最佳的受孕时期

第三章 妇女孕期营养知识

第四章　科学胎教综合知识

第五章 婴幼儿科学喂养知识

第六章 6岁前儿童的优育知识

第七章　儿童科学早教知识

第八章 教育孩子养成良好的健康习惯

第九章　儿童智力开发教育

第十章　儿童的心理问题与对策

第一章 家庭优生知识

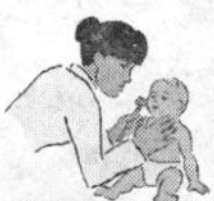

择偶首先要考虑家庭健康史

结婚不仅仅是两个人的事情，还关系未来的家庭和孩子。在一些地区，人们结婚时往往注重门第和关系，只要两家交好，就可以建立婚姻关系。这样简单的选择方式是不科学的。

随着人们对于优生、优育知识的关心和深化，对配偶的选择已不局限于品貌端庄、身体健康，而是更加重视遗传素质和其他因素。因为择偶不仅仅是男女的结合、个人的幸福问题，而且关系到下一代的素质和民族的强盛。所以说，青年男女选择对象是要有科学性的。

如果父母双方或一方有遗传病，那么他们的子女或部分子女就会遗传该病，而且还会按遗传规律一代一代地延续下去。比如，一个母亲如果患了“先天性肌强直”，到了第四代时就有 10 个患此病者，到了第五代就会增加到 19 名患者。有人调查了近 50 万人，发现智力低下、痴呆、白痴和精神病四种遗传病中，父母都患病者所生的子女发病率达73%，如果父母一方患病者，子女患病率达39.4%，而父母均无病的子女发病率只有0.25%。有的人表面上看和正常人一样，但却带有疾病的遗传基因（隐性遗传），虽然本人不发病，但可以遗传给下一代，使其发病。因此青年男女在选择对象时，不但要注意对方已经表现出来的遗传病症状，还要注意遗传基因。可以通过观察对方家庭中是否有遗传病患者，或者双方通过医学诊断，如果是遗传病基因携带者就应慎重选择。

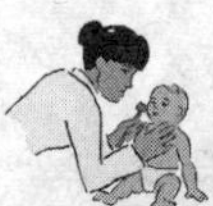

择偶范围要广

在选择结婚对象时，不能仅仅将目光放在同城或者同乡镇的人身上，范围要广泛，地域、民族等都不应该成为婚姻选择的障碍。由于过去人们对优生科学不够了解，认为亲上加亲是最好的姻缘。于是一个个狭小的通婚圈造成了一幕幕人间悲剧，让人触目惊心。如云南境内的基诺族，过去，有许多村落由于他们世世代代有近亲通婚的习俗，人口一直不盛。在厄瓜多尔的多亚逊，居住着与世隔绝的阿乌

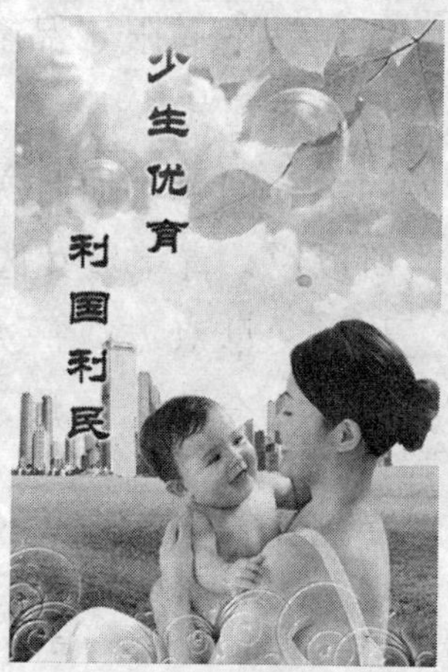

少生优育，利国利民

卡人，由于他们只能近亲结婚，因而造成种族退化，濒于灭绝。在他们中间，先天不足、智力低下、矮子、多指（趾）等畸形人到处可见。其根源在于近亲结婚，夫妻二人携带有相同的隐性致病基因，故而造成后代发病。

在选择对象时要尽可能地扩大区域范围，可以跨县、跨市、跨省，甚至跨国（当然这只能是少数人）。社会上曾有这样说法："南方人和北方人结合所生的孩子聪明。"这种说法不无道理，优生理论认为：血缘关系越远的婚配，他们之间相同的致病基因越少，其后代患遗传病的可能性也很少。因此，他们所生的后代多数比较聪明且身体健康。

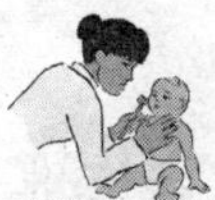

择偶时要考虑血型问题

夫妻不同的血型会对孩子的健康产生不同的影响，但血型问题常常被人们忽视。

人类血型有若干种分类，在选择对象时要特别注意相同 Rh 血型的匹配，即男女双方都是 Rh 阳性者相配，或双方都是 Rh 阴性者相配。因为如果男性是 Rh 阳性，而女性是 Rh 阴性，他们结合后，其胎儿大多数是 Rh 阳性。这样会刺激血型为 Rh 阴性的母体产生对抗 Rh 阳性血的抗体，这种抗体能够把 Rh 阳性的红细胞溶解破坏，从而发生溶血现象，诱发胎儿流产、胎死宫内、黄疸、贫血、心力衰竭、新生儿死亡等。

此外，Rh 血型相同的婚配还可能引起核黄疸，这种病死亡率高，即使幸存也影响病儿的神经细胞发育、智力发育和运动能力。所以说男女双方 Rh 血型相同的婚配，对后代的聪明与健康影响很大。

择偶要避免性病遗传和感染

有些女性，平时不注意生理卫生，导致患上生殖系统疾病，这些疾病有遗传和感染的危险。由于社会环境等原因，现性病在中国已经成为传播速度快、危害大的传染性疾病。有些性病，如梅毒、淋病等不但对人体健康有害，而且直接影响后代健康，必须重视。

例如，如果一方患梅毒，婚后通过性生活就会传染给对方使其患病，当妇女怀孕时，梅毒螺旋体就会通过胎盘侵入胎儿，造成流产、早产、死胎或出生后造成先天性梅毒儿。淋病会引起新生儿眼病，使患儿失明。这就要求在择偶的时候，要尽量选择身体健康、无性病的人，这也是一种行之有效的预防方法。

长短互补的夫妻是最佳的

年轻人选择结婚对象时，要考虑彼此的优缺点。我们并非强调“龙生龙，凤生凤”，但是一个人的智慧和能力与遗传有关的，因此选择配偶最好在智力和能力方面有差异。

比如，一位男性的文学水平较高，语言表达能力强，或擅长音乐、舞蹈，那么他就应该选择一位具有较强的抽象思维和分析能力的人为伴侣，这样可互补。

孩子的性格和特点多来自于遗传，父母将各自的优秀基因遗传给后代，使其后代获得父母的优势而变得更加聪明。同时在胎儿期及出生后，父母还可以利用各自的特长，对胎儿和出生后的孩子进行教育。

每个人的外表特征也有所不同，有的美、有的丑，有的胖、有的瘦，有的高、有的矮，有的白、有的黑，等等，各自都存在着某些不足，在选择对象的时候就要全面比较一下优点和缺点，尽量做到“取长补短”。长相差一些的可以选择长得漂亮的，身材矮小的可以选择身材高大的，较瘦的可以选择较胖的。这样就可以弥补双方外表的“缺陷”，使子女更为优秀。

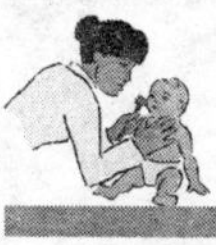

优者配优

如果父母双方智商高，身体健康，那么，他们未来的孩子优秀可能也最大。积极优生学认为，若优秀者与优秀者相婚配，会使后代一代更比一代强，从而培养出更优秀的人类。

南北朝时期著名的科学家祖冲之，他的儿子祖恒之、孙子祖皓都是机械发明家，又都是著名的天文学家和数学家。如世界闻名的巴赫家庭八代 136 人中，就有 50 个男性是著名的音乐家。还有人发现生育者年龄也与后代智力有着很大关系，他们认为父亲年龄在 30～40 岁、母亲的年龄在 25～29 岁时出生的孩子优秀者最多。

因此在基本条件都比较好的情况下，应在文学水平、数学能力、音乐天赋、体育健康、观察能力、逻辑思维等各方面选择与自己同样优秀的配偶，才更有可能生育出较自己还优秀的后代。

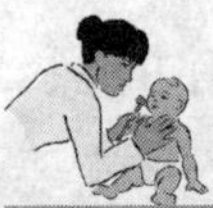

夫妻双方须进行婚前体检

婚前体格检查关系每一个家庭的幸福、关系后代的聪明、健康，是提高人口素质的一项重要工作。

过去，国家进行强制性婚前体检，人们对婚前检查十分重视；如今国内绝大多数省份都变强制婚检为自愿婚检，一些年轻夫妻便对此轻视，这是不对的。

早在 1963 年，欧美许多国家已经把婚前检查纳入卫生系统。日本法律规定：男女双方结婚时，必须互相交换健康证明方可成婚。我国医疗部门设有婚前检查门诊，对履行结婚手续的男女双方进行规定的体格检查，从中发现了不少遗传病、传染病和一些影响婚育的疾病。据上海市曾对 10 个区婚前检查的一项统计表明，在调查的 11232 人中，其中 40 人患有痴呆、癫痫、畸形、低智能、精神病等遗传病或不宜结婚生育的疾病，其比例高达0.36%。试想，如果没有婚前检查，那么还不知道有多少不健康的孩子出生，给多少家庭带来不幸，给国家增添多少负担。

因此，婚前检查是非常必要的，它是国家提高民族素质的一项措施，也是保证每个家庭幸福的重要措施，有百利而无一害。

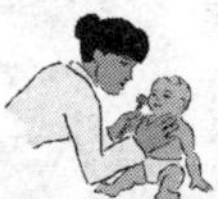

婚前检查都有哪些好处

1. 通过婚检，能全面了解男女双方的健康状况

如果发现一方患病要及早治疗；如果发现有碍婚育的遗传病，夫妻双方要考虑是否结婚或生育。对有生理缺陷、影响婚后正常性生活者，可以通过手术或药物治疗，以免婚后影响夫妇感情或造成家庭纠纷，使双方遭受痛苦。此外，在婚前检查的同时，医生还可以对青年男女婚后性生活方面（性知识、计划生育、优生）进行知识指导。

上海某医院曾为一社会性别为“男性”者作了矫治手术，恢复其生物学上的女性性别，其婚后两年生了一个健康女婴。

2. 有利于生育健康的后代

谁不想生一个健康、聪明、活泼、可爱的孩子？尤其在一对夫妇大都只生一个孩子的现在。但是在怀孕时很难知道有些问题，比如：夫妻有一方是遗传病携带者，本人不发病，但是无法保证所生的孩子就不发病。但这样的疾病，通过婚前检查可以查出，并根据遗传规律和方式，估计子代发病率有多大，从而指导男女双方进行正确选择。这样，就可以减少身体不健康或智力有问题的孩子出生率，不但减少家庭和社会的负担，而且可以防止这些遗传病在家族中延续，对中华民族繁荣昌盛有很大的好处。

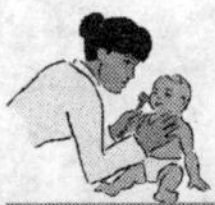

婚前检查的主要内容

许多青年男女由于害羞，认为婚前检查很神秘，也不敢询问，那么婚前检查到底都有哪些内容呢?

它包括对男女双方疾病史的了解和进行系统的体格检查。

1. 查询家族史

对三代以内直系、旁系亲属的健康状况的询问，尤其是遗传病、精神病和传染病史等。

2. 审查血缘关系

了解是否近亲婚配，如果是，禁止结婚。

3. 检查健康状况

患有心、肝、肺、肾病或高血压急性期，待病情痊愈后方可结婚。患有先天严重的精神病、麻风病、梅毒和红斑狼疮者禁止结婚。

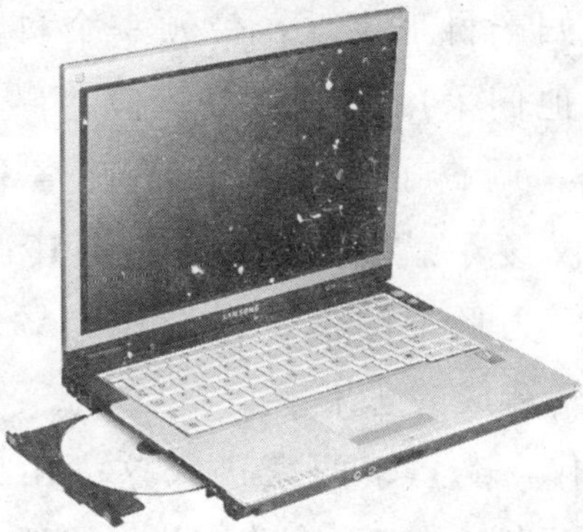

妻子孕时常使用电脑，不利于胎儿健康

4. 生殖器官检查

生殖器官检查可判定是否有严重的生殖器官的畸形和异常。患有无法矫正的生殖器畸形的人，不宜结婚，因为这些患者婚后不能进行正常的性生活，会造成婚姻不协调，甚至离婚。

进行婚前检查，可了解双方是否健康。同时，医生可以向男女青年讲解生理知识，宣传优生优育知识以及性生理、性卫生等保健知识。计划结婚的男女青年，应该本着科学和坦诚的态度，认真回答医生所提出的每一个问题，并积极地、虚心地求教。

近亲结婚危害多

在有些地区，近亲婚配的坏习俗还较为流行。

湖北省某县曾有两个傻子村——石滚村和马家冲村。

武汉市某医院妇产科王主任，带领一个科研小组进驻两村实地调查，他们采用问病史、体检、智力测验及染色体培养等方法，调查了1231人，查出各种遗传病患者191人，其中仅傻子就有66人之多，其遗传病率超过15.5%，其中智力低下的傻子竟占34.5%。研究小组确认这是近亲结婚造成的恶果。

相传在清代，龚、李两家进入这大山区谋生，连续五代都是两姓通婚。往后，虽有少数外地人进山，但由于山大人稀，迁来者甚少，难以改变近亲婚配的旧俗。雍正年间实行禁教，少数虔诚的天主教教徒逃入石滚一带继续信教、传教。教会规定，教徒只能与教徒结婚，这样更限制了选择配偶的范围。山区地瘠民贫，交通闭塞，内不得出，外不愿进，在这种封闭的状态下，人们只好一代接一代的“亲上加亲”。

虽然他们把姓改为刘、廖、杨、肖、张，但实际上基本都是龚、李两姓的后代。由于延续300多年的近亲通婚，使遗传病基因代代相传，遗传病发病率达到惊人的程度。

研究小组对13个家系361人进行调查，发现智力低下者达96人。其中，有一家，母亲傻，父亲半傻，4个子女全傻。像这样都是傻子的家庭，全村共有4户，这是多么可悲的事情啊！

据世界卫生组织调查证实，近亲结婚子女患智力低下、先天畸形和遗传性疾病的要比非近亲结婚子女高150倍，近亲结婚子女的死亡率是81‰，而非近亲结婚子女的死亡率只有24‰。我国《婚姻法》明确规定：禁止直系血亲和三代以内旁系血亲结婚；对智力低下者应当实行强制绝育。但时到今日近亲结婚的问题仍然存在。

达尔文近亲结婚的悲剧

英国伟大的自然学家达尔文是生物进化论创始人，他伟大的发现却不幸地和家庭的悲剧交织在一起。

1839年1月，达尔文同他舅舅乔赛亚的小女儿埃玛在梅庄教堂举行了婚礼，新娘是个高雅、贤淑、聪明、美丽的姑娘。尽管达尔文与妻子之间互敬互爱，但由于他们是表兄妹，他们的真诚结合却是达尔文家庭悲剧的序幕。

达尔文结婚以后，埃玛一共生了10个孩子。其中长女安娜·伊丽莎白、次女玛丽·埃莉诺和最小的儿子查理·费林幼年夭折。另外的7个孩子也都患有程度不同的各种疾病。达尔文的二儿子乔治、三儿子费朗西斯、五儿子霍勒斯和终生未嫁的四女儿伊丽莎白均患有程度不同的精神病。其他三个孩子，长子威廉、三女儿亨利埃塔和四儿子伦纳德虽然没有明显的精神病症状，但他们婚后却没有留下后代。

据考证，达尔文的家族有一种神秘的疾病，这种疾病到达尔文这一代已经表现得很明显。达尔文从中年起就患上了精神抑郁症，一直折磨了达尔文的后半生。由于近亲结婚，使达尔文家庭的疾病在后代中完全显现出来。

达尔文的家庭悲剧启发了其表弟高尔顿。高尔顿创立了优生学、遗传学和分子生物学，揭示了近亲不能结婚的科学道理。

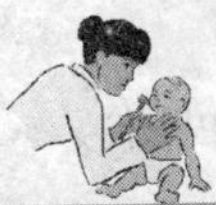

近亲结婚子女易患遗传病的科学原因

有些遗传病，基因位于常染色体上，其基因的性质是显性的（一对基因中只要有一个有病，就能在下一代中表现出来）。我们把这种遗传叫做常染色体显性遗传病。

显性遗传病的特点在于患者双亲之一是发病的，患者的子女中有 1/2 也是发病的，而且男女发病的机会均等，往往在连续几代中都有发病的患者。

还有些遗传病，其基因位于常染色体上，基因的性质是隐性的（只有两个基因都有病，才能在下一代中表现出来），这种遗传病就叫做常染色体隐性遗传病。

隐性遗传病的特点在于，一对基因都是致病的，才能发病。如果仅有一个显性基因是正常的，则另一个隐性致病基因的作用就不能表现出来。这样的个体虽然不发病，却能将致病基因传给后代，因此叫做携带者。

父母本人虽没有发病，然而是遗传病基因携带者。他们的子女中可能会有1/3的发病机率，未发病子女可能有2/3的机率为携带者。

隐性遗传病患者的双亲往往是近亲，因为近亲中具有很多相同的遗传致病基因。就表兄妹来说，他们的基因就有1/8的可能性是相同的，使致病的基因碰头的机会大大增加。因此，在近亲婚配时，其子女易患遗传病。

据世界卫生组织估计，每个人体内约带有5～6种隐性遗传的致病基因。在随机婚配时，由于夫妻两人毫无血亲关系，所以相同的基因少，他们所携带的隐性致病基因也不同。我们假设丈夫携带的隐性致病基因为A、B、C、D、E，妻子则携带H、S、F、C、M，这就不容易生出隐性致病基因的后代。而近亲之间，由于夫妻两人携带相同的隐性致病基因可能性很大，丈夫带有A、B、C、D、E等隐性致病基因，妻子也很可能带有这些基因，因此容易生出隐性致病基因的后代，从而使后代遗传病的发病率升高。

目前已经发现的遗传病种类达44种，经医学专家研究表明，近亲比非近亲结婚的婴儿死亡率要高3倍，而近亲结婚子女先天畸形率也逐年增多。近亲结婚产生的子女易得遗传病和先天畸形，并且体质较弱，所以做夫妻切不可“亲上加亲”。

什么年龄才是最佳婚育年龄

一些地区，存在严重的早婚早育现象。男女双方过了十五六岁，就可以结婚，甚至有些人还没有多少生活和社会阅历，就已经为人父母，这都会对人口的素质和家庭的发展产生重大不良的影响。我国法定的结婚年龄是：男子不低于22周岁，女子不低于20周岁，但并不是说到了这个法定年龄就一定要结婚。

提倡晚婚与婚姻法并不矛盾。青年时期是人生的黄金时期，这个时期精力充沛，记忆力强，是勤奋学习、增长知识和本领的良好时机。为了更好地学习和工作，男女青年自觉晚婚是值得鼓励的。但是晚婚晚育会不会造成难产？会不会影响后代的智力发育或体质？什么年龄生育最合适？这不仅是青年男女所关心的问题，也是他们的家长和整个社会所关心的问题。

临床经验证明，分娩是否顺利主要取决于产力、产道和胎儿三个方面，年龄虽有一定影响，但不起决定性作用。产力是指子宫收缩力，最主要的产力异常是指子宫收缩乏力；产道包括骨产道和软产道，产道异常主要是指骨盆狭窄；而胎儿的大小与胎儿在子宫里的位置起着决定性作用。

科学实验证明子宫收缩力在20～30岁无明显差异，随着年龄的增长而递减。骨盆的变化不显著，然而35岁以后骨盆韧带松弛、骨盆底和会阴肌肉的弹性有所减弱。胎儿位置与年龄无关，但胎儿大小却有随年龄增长而有减小的倾向。

上海市某区曾对 3915 例初产妇分娩情况调查资料证实，手术产的发生率在 20～24 岁与 25～29 岁相近，各占 24.75％及 22.38％，30 岁以后有上升趋势，35 岁以后占 53.57％。

从优生角度来看，过晚生育，特别是超过 35 岁，后代的体质和智力可能较差，先天性畸形的发生率和围产儿死亡率也会增高。

国家提倡晚婚晚育，并不是鼓励越晚越好，一般认为 25～29 岁是最适合的生育年龄，不但不会增加难产率及影响后代的健康和智力，而且对青年个人、家庭和国家都有利。

结婚后何时生第一个孩子呢？由于夫妻双方的年龄、经济状况、身体状况等不同，应该因人而异。当然，这些条件当中最重要的是妻子的年龄。女性的年龄直接关系到胎儿及分娩情况。因此，在女性身体最健壮的 25～26 岁时生第一胎，是比较理想的。如果无法做到，最好争取在 30 岁前生第一胎。

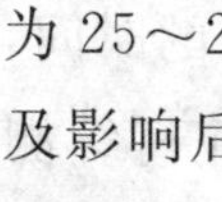

最佳怀孕时机选择

结婚生子，是很自然的事情。但是，许多情况表明，夫妻在性生活中不知不觉怀孕者，占绝大多数，这种情况，对优生是不利的。

选择适宜的受孕时机，是生育一个身心健康的孩子不可缺少的条件之一。

婚后经过一段时间，双方在生活习惯、爱好等方面都彼此适应了，感情也更深厚甜蜜，如果正值女方最佳生育年龄，那么宝宝就可以在安排下孕育了。为了确保受孕成功，就必须注重选择合适的受孕时机。那么，何时受孕比较合适呢？

主要应从以下几个方面注意：

1. 从新婚开始测基础体温，了解妻子的生理变化

每天清晨起床前，女方应先用体温计测量一下基础体温。在坚持每天测量的基础上掌握体温下降和复升的时间，以确定排卵的日期，并及时提醒丈夫（女方一般应持续测量三个月以上）。基础体温的测量和记录方法是：

（1）早上醒来后，在身体不动的状态下，用温度计测量体温（以口腔温度为准）。

（2）将测出的体温数标在基础体温图表上。

（3）将一段时间的体温数用线段连接起来，形成曲线，由此曲线可以判断出是否正值排卵期。

（4）每日要在同一时间测量。

女性的基础体温是对应月经周期变化的，这是由于孕激素的作用。孕激素的分泌活跃时，基础体温上升；孕激素不分泌时，则出现低温。正常情况下，从月经开始那一天起，到排卵的那一天，因孕激素分泌很少，所以一直处于低温，一般为 36.2℃～36.5℃；排卵后，空

卵泡分泌孕激素，基础体温猛然上升到高温段，一般在36.8℃左右。可以把从低温段向高温段移动的几日，视为排卵日期，在这期间同房，容易受孕。

2. 在排卵期前应减少同房的次数

这是为了男方能够养精蓄锐，以产生足够数量和质量的精子。有的地区因经济和文化落后，习惯上认为，以女方月经期同房受孕会保险一点。

其实这是极不符合女性生理特点的，不但不会使女方怀孕，反而会使各种病菌乘虚而入，给女性生殖器官造成炎症，结果只能是影响正常排卵，根本不能保证受孕。

如果在月经期同房，很容易损害女性的生育能力。因为子宫内膜在经期时一块块往下剥离、脱落，同房时易将病菌带入阴道、子宫颈及子宫里，在经血中生长繁殖，引发子宫内膜炎。

炎症经淋巴管扩散后，造成输卵管粘连、闭塞，引起不孕。破碎的子宫内膜还会使经血外流不畅，内膜碎片随着经血倒流入腹腔或输卵管内并种植，形成子宫内膜异位症，也可能在体内形成抗精子抗体。

这些情况都可导致不孕或发生宫外孕，特别是产生抗精子免疫抗体后，常会引起顽固性不孕。因此，一定要避免在经期与丈夫同房。一旦形成子宫内膜异位症，要积极去医生那里治疗，以免受精卵在异位的子宫内膜处着床，引起宫外孕。

3. 注意夫妻二人的穿着

在计划受孕之前（指女方排卵期以前），男女双方均不要穿紧身裤，如尼龙裤、牛仔裤等。

因为这些织物透气性差，容易滋生病菌，使女方阴道炎症增多，直接影响受孕。

男方则易使睾丸压向股沟管，增加睾丸的温度，使其生精能力减退。在这种情况下受孕，畸形儿或有先天性缺陷的婴儿出生率会有所增高。

4. 注意环境、心理因素

我国古代对胎教、对受孕时双方的情绪和环境都很重视，指出天气阴冷、风雨交加、电闪雷鸣、龌龊湿地、荒凉野地，或者是男女心情不佳、悲伤凄惨、惊恐痛苦之时，均不利于受孕。而夜深人静、居室清洁、心境恬和、恩爱缠绵之时，则被认为是最好的受孕时机。

这可能是因为良好的心情和外界条件能对夫妇产生积极的心理暗示。

只要夫妻是在思维、语言、情感诸方面都达到高度协调一致的时候同房受孕，出生的孩子就有可能集双亲在身体、容貌、智慧等方面的优点于一身。事实证明，智力活跃、身心健康的婴儿，一般不会生于酗酒、嗜烟、爱吵架、没修养的家庭。

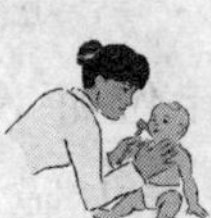

最佳排卵期容易受孕

专家告诉我们说，最佳排卵期容易受孕。无论是希望受孕或者要求避孕的女性都要判断最佳排卵期。

在每个月经周期中，可能怀孕的时间仅为5天左右。卵子在输卵管里的寿命仅12～36小时。

精子处在良好的宫颈黏液环境中仅能存活3～5天，受孕通常也只能发生在性交后的24小时里。

排卵往往发生在妇女下次月经来潮前14天左右。大多数正常的育龄妇女，其月经周期都有一定规律。

月经不规则多见于青春期、中年以后及分娩之后的阶段，也见于情绪紧张、旅行、疾病和营养不良的时候。

如果你能记录下月经周期中出现的一些现象，经过一段时间，你就能观察到自己月经周期的类型，并能最大限度地掌握最佳的受孕时机。也就是说，你会选择在排卵阶段性交。

很多症状和体征能够反映妇女体内的排卵现象。这些症状和体征主要有：周期的长短、宫颈黏液的变化、宫颈本身的改变、基础体温的上升以及身体其他部位物理性状的变化等。

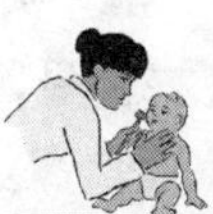

如何计算最佳排卵期

1. 通过月经周期推算找出排卵日

不同女性的月经周期并不完全相同，多数在25～35天，排卵则发生在下次月经周期前14天左右。当你的月经期为27～34天之间时，你就可以推算出排卵期，以27－14＝13，以34－14＝20。那么，每个月经周期的第13

～20 天便是你最易受孕的阶段。

月经周期推算方法仅适用于月经周期一向比较规律的女性。方法为从月经来潮的第一天算起，倒数 14±2 天就是排卵期。例如，月经周期为 28 天，如果这次月经来潮的第一天是在 8 月 28 日，那么这个月的 2、3、4、5、6 日就是排卵日，女性通常会在这几天有小腹坠痛及乳房胀痛感。

2. 通过阴道黏液变化找出排卵日

在排卵前，卵巢分泌的雌激素不断增多。雌激素促进宫颈分泌潮湿、滑润、富有弹性、清亮或白色的黏液，犹如鸡蛋清状。这些黏液会经阴道流出，只要留意，就很容易学会观察和体验。

女性在经期刚过后阴道分泌物通常很少，并显得浓浊、黏性大。到了月经周期中间即排卵前 1～2 天，阴道变得越来越湿润，分泌物不仅增多，而且像鸡蛋清一样清澈、透明，用手指尖触摸能拉出很长的丝。出现这样的白带表示马上要进入排卵期了，一般持续 3～5 天。自此之后阴道分泌物又会逐渐减少，又变得浓浊、黏稠，不能再拉丝。

这类黏液可以过滤异常精子，为健康的精子提供营养通道，引导精子经过宫颈、子宫进入输卵管。所以，这类黏液也称为“易受孕型黏液”。虽然不同的月经周期易受孕型黏液出现的时间不尽相同，但如果保持记录，就会发现和了解自己易受孕型黏液的基本特征和出现规律。

易受孕型黏液的出现，标志着当时正处于易受孕期。如果要避孕，那么在这个阶段就要禁止性生活，如需同房，则一定要采取有效的避孕方法。如果希望怀孕，那么最易受孕的时机是在易受孕型黏液出现的最后两天里。在这时同房，将可获得相对较高的怀孕率。

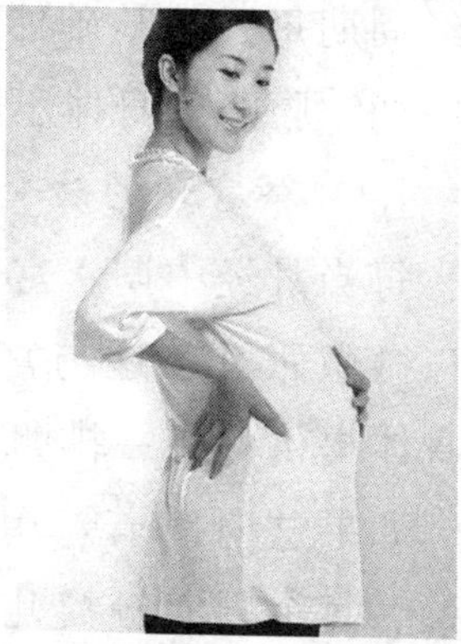

幸福的孕妈妈

在排卵之后，宫颈会分泌出很稠的黏液，并形成黏液栓。这时，仅有少许甚至没有黏液从阴道排出，阴道入口处也呈干燥状或仅有少许的黏稠感。若想怀孕，就须等待下次排卵前再出现易受孕型黏液之时。在排卵后的这个阶段，宫颈是关闭的，阴道内的环境呈酸性，不利于精子存活。若阴道口连续干燥 3 天后，就能确定排卵已经发生，卵子已经死亡。

3. 通过测定基础体温找出排卵日

排卵前基础体温较低，在 36.2℃～36.6℃之间波动；排卵时是基础体温的最低点；排卵后基础体温升高，大约回升 0.3℃～0.5℃，一直持续到下次月经来潮前开始下降。准备一只体温计和一张基础体温记录表（可用坐标纸代替）。

每天临睡前将体温表放在枕下，从月经第一天开始，早上醒来后不进行任何活动，不说话、不穿衣、不喝水、不排尿、不下地。直接把体温表放在舌下测量 5 分钟，将月经周期每天的基础体温连接成线，并将性生活、失眠、月经期、腹痛等身体不适情况也记录上。

4. 观察宫颈的改变

每当月经中期，宫颈会降约 2.5 厘米，并且变软，宫颈口微微张开。这与宫颈黏液的变化是一致的，也是女性身体提供的另一排卵信息。

如果这时蹲着，用一手指进入阴道，很容易触摸到宫颈。每个周期触摸几次，1～2 个周期后就会体会到宫颈的变化。

5. 观察身体其他部位的变化

在月经周期中，因血液中雌、孕激素含量的波动，妇女身体其他部位也可能出现一些变化。

其表现主要有如下几种：

（1）腹部一侧触痛、刺痛或剧痛。下腹刺痛或剧痛也称为“月经间痛”，常发生在接近排卵时。

（2）少量出血或宫颈黏液呈粉红色、咖啡色。

（3）排卵后出现一些经前综合症状，如：头痛、背痛、全身疼痛、烦躁、乳房不适、下腹肿胀、体重增加以及皮肤不适等。

掌握了最佳受孕时机，就可以科学受孕了。

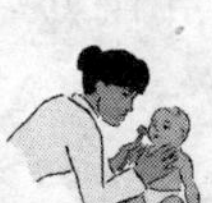

尽力减少有缺陷婴儿的出生

现在提倡一对夫妇只生一个孩子，大家都想生一个健康聪明的宝宝。因此要选择最有利于优生的时机受孕。注意避免下面所述的一些不利因素，就能避免或减少有缺陷的婴儿。

（1）要避免高龄（35岁以上）妊娠，因为高龄的妇女生畸形儿率较高。

（2）男女中任何一方身体健康情况欠佳时，要避免妊娠。如患急性传染病、病毒性肝炎、风疹、流感等，因为这些疾病可能影响精子和卵子的质量及胚胎的发育。

在女方患有心、肝、肾等慢性疾病并影响到内脏功能时，则应避孕，直到病情缓解，不需再用药，功能正常时才能怀孕。

（3）妇女直接接触过放射线，如放射科工作人员，或刚进行过腹部透视，最好间隔4周后再怀孕。

（4）长期服用某些会产生致畸或不良影响的药物，如抗癌药、抗癫痫药、链霉素、四环素等，最好在停药一段时间后再怀孕。

服避孕药者建议在停药3个月后再妊娠。

（5）避免一些不利因素对受精卵的影响。烟、酒对生殖细胞都有不良影响，使受精卵的质量下降。

因此，如想要孩子，最好在夫妇双方都戒掉烟、酒2～3个月后再怀孕。

（6）应该创造一个良好的受孕环境。天气、地点、双方情绪等都应该是舒适、协调的。

不要轻信一些迷信之说，如“虎年生虎子”、“羊年生子命苦”等，不要因此而去做人工流产，把一个可爱的孩子打掉。

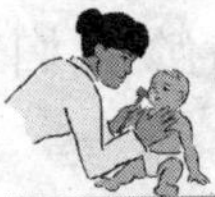

夫妻情绪及身体状况影响优生

经证实，夫妻双方在身体不疲劳并情绪愉快的这种身心俱佳状态下，会使内分泌系统分泌出大量有益于健康的酶、激素及乙酸胆碱等，使夫妻双方的体力、智能处于最良好状态中。

这时，性生活最和谐，非常容易进入性高潮，形成优良的受精卵。

反之，夫妻双方或一方身体疲惫或心情欠佳，都会影响精子或卵子的活力，不利于形成优良的受精卵，并影响受精卵的着床和生长，导致胎萎、流产或影响胎儿脑神经的发育。

因此，计划怀孕的夫妻必须注意：

准备受孕前几天，夫妻双方一定都要充分休息，放松心情。准备受孕前，既不要性生活过频，也不要性生活过疏，这样都不利于受孕。过频会使精液稀薄，精子数量少；过疏会使精子老化，活力欠佳。

第二章　选择最佳的受孕时期

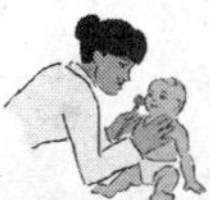

说说“受孕”是怎么一回事

人是从一对生殖细胞（即卵子和精子）的结合开始的，经过母体“十月怀胎”，然后瓜熟蒂落，新生命诞生于人间。简单地说，受孕包括受精，受精卵的发育、运送和着床，成胎，胚胎，发育。

成熟的卵子从卵巢排出去，常常落在输卵管口附近，输卵管把卵子吸入到管腔内。在这时夫妻如有性交，精子通过阴道、子宫颈管、子宫腔，获能后进入输卵管壶腹部与卵子相遇。

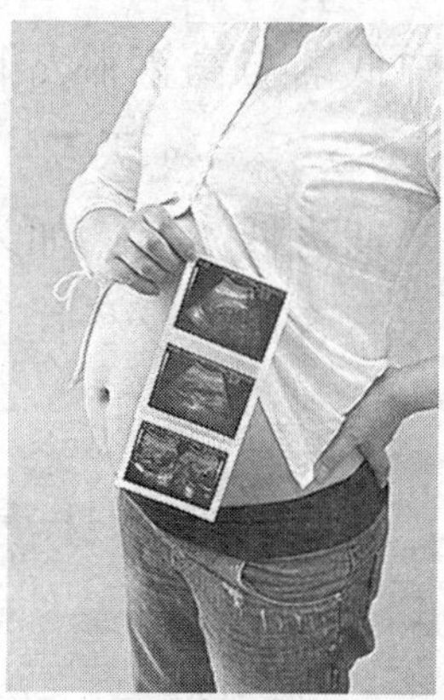

孕期健康检查

此时许多精子围绕着1个卵子，由精子顶部分泌出来的酶溶化了卵子的透明带，其中1个精子深入到卵子内，精子和卵子结合成为受精卵，经过一分为二、二分为四的细胞分裂，新的生命开始了。

受精卵一边分裂增殖，一边

缓慢地移向子宫，大约在受精第 4 天到达子宫腔内。受精卵分泌的蛋白酶用3～5天时间把子宫内膜溶化出一个小缺口，然后进入到子宫内膜，这就叫着床。

从此胚胎就在这里与母体血肉相连，并逐渐发育成长。从受精那天起到婴儿出生，应该是 265 天左右，但如按停经日子算起正好 280 天。以 28 天为一个“妊娠月”，恰巧是 10 个月或者 40 周。

避开“黑色”受孕时间

所谓“黑色”受孕时间，是指不利于受孕的时间。

可以通过找出夫妻双方生理节律高潮时间来避开

一般来讲，体力生理节律周期为 23 天，情绪生理节律周期为 28 天，智力生理节律周期为 33 天。每一种生理节律都有高潮期、临界日及低潮期，临界日是指每个周期中低潮与高潮临界时间。三个生理周期的临界日分别为 11.5 天、14 天及 16.5 天，临界日的前半期为高潮期，后半期为低潮期。如果夫妻能在 3 个节律均为高潮期时受孕，孕育出的孩子往往身体健康，智力较好。

受孕时让妻子达到性高潮更利于优生

优生学家指出，女性在性生活时达不到性高潮，不利于形成优良的受精卵。因为，性高潮会使精子在子宫中的运动能力增强，同时便于精液贮存于生殖器内，还会促使闭锁的子宫颈口松弛并张开，更易于精子进入。由此，使最强壮而优秀的精子与卵子有结合的机会，形成优良的受精卵。

（1）受孕同房时，可根据男性和女性不同的生理特点给予一定刺激。促进男性达到性高潮的最佳刺激是视觉，可有意为丈夫营造这种视觉刺激，如在居室内点上一盏柔和的粉红色小灯；促进女性达到性高潮的最佳刺激是触觉，丈夫尽多地对妻子的身体进行触、摸、吻等刺激，促发妻子达到性高潮。

（2）同房受孕前，有意在居室里放置一些鲜花，同时播放一些温柔的音乐。这样，都会有助于夫妻共同进入性兴奋状态。

（3）让最鲜活的卵子与精子“相吻”。刚排出的卵子最新鲜，活力最强，如果立即与精子“相吻”，可避开外界环境的各种干扰，最易形成优良的受精卵，孕育出健康，智力高的孩子。

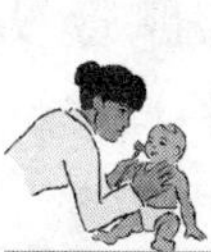

在性生活后有生殖器出血时不可受孕

正常而和谐的性生活不会引起阴道出血。如果出现阴道出血，往往说明女性生殖器官有疾病存在。最常见的原因是生殖器官有炎症，如各种阴道炎及宫颈息肉。

如果患滴虫性阴道炎，在这种情况下受孕，孕早期有可能引起流产或畸胎，孕中期有可能导致胎膜早破、胎盘早剥，直接引起胎儿感染，更严重的是胎儿的眼睛可能在分娩经过阴道时被感染，使角膜受影响；如果患霉菌性阴道炎，分娩时可能会使胎儿受到霉菌感染，出生后引起鹅口疮；宫颈息肉会使子宫颈在分娩时裂伤，引起出血。

（1）如果在性生活后阴道出血，一定要及时去医院诊治。

（2）如果存在以上疾患时，受孕前应积极进行治疗，待病情得到控制或治愈后方可受孕。

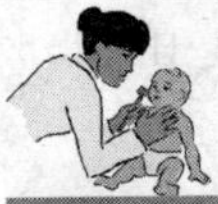

发生过异位妊娠不久后不宜受孕

异位妊娠即宫外孕，尽管宫外孕十分危急，但在及时有效地进行治疗后，很多女性仍可能再次怀孕。

有些夫妻求子心切，常常会在宫外孕治愈后，没多久便又匆匆地怀孕。但是这样会很危险，如果输卵管没有完全疏通，则有可能再次引发宫外孕。根据有关资料显示，重复异位妊娠的发生率可达到15%左右。

（1）发生过宫外孕的女性，在彻底治愈后一定要坚持避孕一段时间，不要急于怀孕。

（2）受孕前要经医生检查，待确认一切正常方可取消避孕措施，考虑再次怀孕。

高龄受孕后须重视母血筛查

女性的卵子随着年龄的增长而老化，特别是在35岁后老化加速，加之易受到病毒感染及放射线、噪音、微波辐射、环境污染和有害物质的影响而受损，形成畸形受精卵的几率大为增加。

(1) 在生活中除了注意避开各种影响卵子的因素外，还要在适宜时间去医院做母血筛查。母血筛查是目前早期发现先天愚型儿的首选办法，遗传学及优生专家建议，女性受孕后最好在第8～9孕周时去做母血筛查，尤其是35岁以上的孕妈妈。这种检查安全、无创伤，筛查准确率可达到60％～80％。

(2) 经母血筛查后，如果怀疑是先天愚型儿，再经羊水诊断便能确诊，准确率达到99％，若有问题应及时终止妊娠。

新婚夫妇结婚后计划受孕的时间

青年男女组成新的家庭后，下一步就要考虑新的家庭成员“小宝贝”的出生问题。如果夫妻还没有做好这方面的思想准备，在不具备养育孩子的经济条件时就怀孕，出生的孩子该有多么可怜！

考虑各方面的因素，以及未来家庭的建设，选择适当的时期妊娠和分娩，是很有必要的。

首先应该确定要不要孩子。有的因家族中有遗传病史，如精神病、智力低下、躯体疾患、糖尿病、高血压等，或妻子患有慢性病，如心脏病、肾炎、癫痫等，对要不要生孩子犹豫不定，这就需要向医生请教之后，经过充分商量，再决定要不要孩子。

如已确定要孩子，就须从夫妻双方的健康状况、年龄、工作及学习的安排、家庭的经济状况，甚至小孩出生后的哺养和教育问题做全面考虑，做到“心中有数”，选择各种条件都处于最佳状况的时期，来完成生儿育女的人生大事。

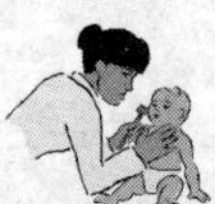

男性生殖器官在女性怀孕中的作用

女性也应了解男性生殖器官，知道怀孕的过程和利于优生的男性责任是什么。

男性生殖器官主要分为内外两部分。

男性外生殖器官为阴茎和阴囊；内生殖器为睾丸、附睾、输精管、精囊腺、前列腺和尿道球腺。

1. 外生殖器

（1）阴茎：是一个圆柱状的器官。外形像蘑菇，其茎头为扁圆的球状，又叫龟头。蘑菇柄即是阴茎体，有尿道贯穿其中，尿道也是排精道。阴茎上分布有丰富的血管和神经，是性交的器官，在受性刺激和外力摩擦时勃起并变硬，便于插入女性阴道。阴茎有排尿、射精的功能。

尿道是一条较细的管道，全长约 12 厘米，生长在阴茎内，内口连着膀胱，外口在龟头上。输精管、精囊腺、前列腺均开口于尿道，是排尿和排精液的通道。

（2）阴囊：为一松弛的囊袋，里面装有卵圆形的睾丸两只。阴囊的皮肤极薄，呈深褐色，含有丰富的毛囊、皮脂腺等，有调节温度的作用，以利于产生健康的精子。

2. 内生殖器

（1）睾丸：悬于阴囊之中，左右各一，卵圆形。是产生精子、分泌男性激素的场所。睾丸内有许多曲细精管，是产生精子的场所。

在曲细精管之间的组织里散布着一些睾丸间质细胞，能分泌雄激素——睾丸酮。睾丸酮是一种活性最强的雄激素，有促进男性生殖器官发育、维持男性第二性征和性欲的作用，并促进精子生长。

（2）附睾：位于睾丸的后上方，左右各一，形状扁平。睾丸产生的精子通过输精管，贮存在附睾丸内。它为精子供应营养素，还有促进精子分化成熟的作用。

（3）输精管：是一条长 40～50 厘米的管道，左右各一，一端起于附睾，另一端开口于尿道，主要作用是输送精子。

（4）精囊腺、前列腺、尿道球腺：均属于性腺，开口于尿道，所产生的弱碱性液体，是精液的主要成分，约占90%，有利于精子的生存和活动。

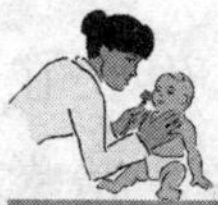

男性饮酒对优生有何影响？

男性过量饮酒能造成阳痿或暂时性无能，同时，男性长期大量饮酒会造成生育能力减退。

酒中的有害成分是甲醇、铅、氰化物、杂醇油、锰等。

长期大量饮酒，会发生性功能障碍，醉酒者中50%的男性和52%的女性性功能受损。现在已证明，酒可降低睾丸酮生成速度，扰乱体内睾丸酮分布，使循环睾丸酮数量增加，而不能被组织利用，从而影响精子生成和精液质量。

酒还会引起睾丸酮还原酶活性增强，导致生殖腺功能低下。男性会出现睾丸萎缩、阳痿以致不育等。

科学研究表明，乙醇明显损害人的大脑神经细胞及生殖系统。男性酒后同房致妻子怀孕，生育出低能儿、畸形儿机率加大。说明乙醇不仅伤害生殖系统，而且会导致精子、卵子遗传基因的突变，对生殖细胞有强烈的毒害作用。男性酗酒可使20%的精子发育不全或活动能力差。这种精子如果和卵子相遇而形成受精卵，发育形成的胎儿是不健康的。

所以，若准备怀孕，丈夫必须在怀孕前相当长的一段时间里不多喝酒，不喝醉酒，在怀孕前1周最好不喝酒，以保证精子的质量，则有利于下一代的健康。

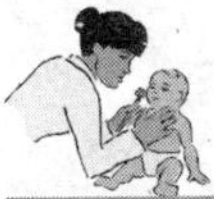

妻子准备怀孕丈夫须戒烟

香烟里的有害物质可以通过吸烟者的血液进入生殖系统，可使男子的精子发生变异，使染色体和遗传基因发生变异。

有人测验120名烟龄1年以上男子的精液，发现每天吸烟30支以上者，精子的畸形率超过20%，烟龄越长，吸烟量越大，精子的数量越少，精子的畸形率越高，精子的活力也越低。

精液中的精子数量的减少与新生儿先天性缺陷有直接关系，当精液中精子数量减少时，染色体发生畸变的可能性显著增加。精液中如果精子大量减少，例如减到正常人数量的1/4或1/5，便会导致男性不育。

还有，吸烟男性在尼古丁等有害物质的刺激下，精子所需要的适宜的体内环境遭到破坏，使精子发育不良、畸形或有缺陷的精子生成较多，会增加孕妈妈流产、死胎率和早产的发生率，或者使婴儿出现形态功能等方面的缺陷。

此外，丈夫吸烟也会使怀孕的妻子及胎儿受害，即被动吸烟的伤害。丈夫每天吸烟10支以上时，胎儿产前死亡率大大增加，胎儿畸形的比例也显著提高。所以，为了下一代，妻子准备怀孕，丈夫必须要戒烟。

说说不孕症

一般情况下，已有正常生殖功能的成年男女，婚后性生活正常，又没有采取避孕措施，两年内怀孕的可占95％以上，如果两年以上尚未怀孕，称为不孕症。

如果从来未怀孕过，叫原发性不孕症；婚后曾经流产或分娩，称作继发性不孕症。

假如男女任何一方生殖功能不正常，有不育因素，不论婚后多久，也可诊断为不孕。

结婚时女性年龄已超过30岁，也就不一定要等两年不孕再进行检查，因不孕症的治愈率随年龄的增长和不育时间延长而递减，故年龄大的妇女应争取时间，以免错过时机。

妇女不孕问题不只是女方责任，经调查，不育夫妇中30％～35％是由于男方存在问题。所以，寻查不孕原因需要双方进行检查。

女性不孕是什么原因

（1）影响卵巢产生卵子的原因。可以有先天性因素如先天性卵巢缺乏或发育不全；后天性原因如肿瘤、炎症、手术、放射线破坏或切除了卵巢组织，因此不能产生卵子。

（2）内分泌功能的原因。如妇女患全身性疾病，或精神过度紧张及焦虑引起的神经内分泌功能失调、营养不良或维生素缺乏、急性传染病、结核病以及各种物理因素（如铅、乙醇、烟草等）造成的慢性中毒，均可引起不孕症。

（3）阻碍卵子与精子结合或阻碍受精卵着床的原因。如先天性无子宫、无阴道、子宫发育不良（幼稚型子宫）及子宫畸形，或阴道、处女膜闭锁等。后天性如各种生殖炎症，包括阴道炎（滴虫、霉菌、淋病等）及重度宫颈炎，均会产生大量黄脓样分泌物，影响阴道的酸碱度不利于精子的活动和生存；结核性输卵管炎可造成输卵管管腔堵塞。其他如子宫内膜异位所致的粘连（子宫腔粘连、子宫颈粘连等）；肿瘤如子宫肌瘤等均可引起不孕。

（4）“原因不明”性不孕。约占不孕症总数的10％。得了不孕症进行全面系统检查，其中包括全身体格检查，生殖器官状态及功能检查。如生殖器官正常，就要进行特殊检查，包括基础体温检查、阴道涂片、宫颈黏液检查、子宫内膜活检、输卵管通畅试验、交媾试验、各种激素测定等。

男性不育是什么原因

（1）精液异常：表现为没有精子、精子数量过少、精子发育异常或死精子过多等。造成精液异常有先天性原因，如双侧隐睾丸、睾丸发育障碍、畸形、无睾丸症等。后天的原因如睾丸局部疾变、睾丸炎、睾丸结核、睾丸肿瘤、附睾疾患等。还有全身性疾病，常见有维生素缺乏症、结核病、糖尿病及各种物理因素如铅、乙醇、烟草造成的慢性中毒等。

（2）精液排出障碍：如阴茎过短、严重的尿道下裂、阳痿、输精管部分或全部缺失及输卵管因患炎症、结核而阻塞等。

（3）免疫因素：精子精浆可以在体内产生抗自身精子的抗体，使射出的精子发生自身凝集，而不能穿透宫颈黏液。男方不育应到泌尿外科进行全面检查，最主要的是做精液检查。检查前 3～7 天应避免性生活，用人工方法射精供医生检查。

人工授精

人工授精就是在女方排卵期间，把男方的精液，用人工的方法送到子宫颈管内或宫腔内，以达到怀孕的目的。

以下情况可以考虑施行人工授精术：精液正常，但性功能不正常，如阳痿、阴茎过短及过小、尿道下裂等不能将精液射入阴道。阴道狭窄、阴道痉挛、子宫位置不正不能直接接受精液。宫颈黏液过稠，精子不易穿透。精液和精子量过低及过少，精子活动力不足（一般总数少于2000 万/毫升，活动度小于 60%）。

总的说来，男方精液和精子有问题者，采用本人的精液做人工授精效果不高，只有 10%～15%的成功率；采用其他健康人的精液则效果较好，成功率可达 15%～30%。但因有些卫生机构（包括个体开业）滥用人工授精术作为牟利的手段，不仅带来社会、伦理、法律等问题，还会人为地造成遗传病人的出生。

卫生部已发出紧急通知，要求对引严格管理，未经允许，不能随意开展人工授精术。

第三章 妇女孕期营养知识

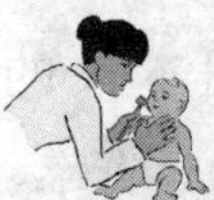

孕妇的生理特点

妇女在妊娠期的生理变化可分为早、中、晚三个阶段。

(1) 妊娠早期（1~3月）。孕妇主要表现为消化功能的改变，如消化液分泌量减少、食欲减退。此时期胚胎的发育也较缓慢，三个月胚龄时骨骼和牙齿开始钙化，五官四肢已有雏形，心脏开始微跳。

(2) 妊娠中期（4~6月）。孕妇体内基础代谢增强，子宫、乳房、胎盘迅速增长。胎儿的骨骼、牙齿、五官四肢也在迅速发育。五个月胎龄时脑开始形成，并且脑细胞的数量及脑体积也不断增加，大脑沟回不断增多。

(3) 妊娠后期（7~9月）。此阶段胎儿生长发育非常快，八个月胎龄以后骨骼牙齿的生长发育突然加速，20颗乳牙均已形成，第一对恒牙钙化。

此阶段的胎儿需要将大量营养贮存于肝脏中，供出生后六个月期间使用，若此阶段的营养跟不上，孕妇会出现身体耗竭。

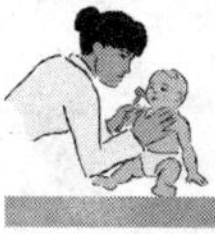

孕妇加强营养的意义

孕妇需要增加营养的意义在于以下几个方面：①保证孕妇的身体健康；②保证胎儿的正常生长发育；③有利于产后哺乳婴儿；④有利于分娩和产后身体恢复。孕妇到分娩前比孕前体重约增加9～13.5千克。这些体重的增加，要以孕妇的饮食为来源。

孕妇所需的热量比正常的妇女约高25%，以维持自身的代谢和胎儿生长发育需要。而且要为分娩和哺乳期的高消耗做好准备。孕妇的营养好坏，直接影响胎儿的发育和健康。缺乏蛋白质、维生素、微量元素可能影响胎儿脑细胞的数量，这与婴儿出生后的智力发育有密切关系。孕妇营养缺乏还会发生流产、早产、死胎，这也是胎儿发育不良、畸形、低体重以及新生儿发病率及死亡率高的原因之一。

孕妇营养不良，就不能为婴儿出生后哺乳打下基础，结果会造成无乳或母乳不足，使婴儿发育受到直接影响，出现发育不良。

孕妇营养不足，身体虚弱会给分娩带来困难，出现难产或延长分娩时间，当然分娩后产妇的身体恢复也会受到很大影响。

由此可见，孕妇注意饮食营养，是保证自身健康和后代正常发育的必要条件，也是实现优生优育，提高人口素质的重要措施。

说说妊娠早期每日膳食规划

孕早期孕妇的膳食要求应是全面多样化，易于消化吸收，少食多餐。根据这一要求孕妇孕早期每日膳食结构应如下：

主粮（稻米、面）200~250 克；

杂粮（玉米、小米、燕麦、豆类）25~50 克；

蛋类（鸡蛋、鸭蛋、松花蛋、鹌鹑蛋）50 克；

牛奶 250 克；

动物类食品（牛肉、猪瘦肉、鸡肉、鱼肉等）150~200 克；

蔬菜（绿色蔬菜占 2/3）200～400 克；

水果 50~100 克；

植物油 20 克。

以上食物可调配食用，这样可以做到食品多样化，营养全面丰富。

孕中期宜采用的营养保健方法

孕中期是指妊娠第 4 至第 7 个月，这是胎儿发育生长最兴旺、最迅速的时期，对营养的需求非常大。因此，这一阶段饮食的原则不仅数量要多，质量要求也较高，蛋白质、糖、维生素、矿物质和微量元素都不可缺少。一般说来，每天应吃 1～2 只鸡蛋，50～100 克瘦肉，100～150 克大豆制品，500 克左右蔬菜；如果能常吃些动物肝脏、血、骨头汤、鱼类、新鲜水果更好；海带、紫菜、海米、虾皮等海产品，芝麻、花生、核桃等，对孕妇尤为有益，常吃有助于实现优生。

怀孕不同时期孕妇对钙有何求

钙是骨骼和牙齿的主要成分，为了胎儿的生长发育，孕妇必须补钙。钙对胎儿、孕妇的作用很大。成人每天钙的生理需要量是300～500毫克，人体对膳食中的钙以及各种钙药品和钙保健品中钙的吸收率为 30%～40%左右，每日钙的膳食供给量则应至少为 750～1250 毫克。美国制定的成人每日膳食钙供给量为 1000 毫克，我国规定为 800 毫克。

不同年龄、不同生理状况，对钙的生理需要量并不相同，因此膳食供给量也不相同。例如，青少年处于快速生长期，他们对钙的生理需要量超过成人；孕妇除满足自身钙需要外，还要供给胎儿，她们对钙的需要量高于普通成年女子；哺乳期的女性也是一样，她们同时要满足自身和婴儿钙的生理需要。对于这些特殊人群，钙的膳食供给量显然应当增加。

成年妇女体内约有 1000 克钙，妊娠后期胎儿体内约有 30 克钙，胎盘含 1 克钙，此外母体尚需贮存部分钙，孕妇总计增加钙50克左右。这些钙均需由妊娠膳食中补充。

孕妇如果长期缺钙或缺钙程度严重，不仅可使母体血钙降低，诱发小腿抽筋或手足抽搐，还可导致孕妇骨质疏松，进而产生骨质软化症，胎儿也可能产生先天性佝偻病和缺钙抽搐。

孕妇怎样补钙？孕妇在孕早期钙贮留极少，孕中期也不多，自怀孕7个月开始每日贮留钙200～300毫克，怀孕8个月牙齿和骨骼加速钙化，每日可贮钙达280～300毫克。我国营养学会推荐孕妇每日钙供给量标准是孕中期为1000毫克，孕晚期为1500毫克。

含钙丰富的食物有奶和奶制品，其含钙量不仅大，而且吸收率也高。

虾皮、鱼也是钙的良好来源。此外，菠菜、苋菜等蔬菜也含钙较多，但因其所含草酸盐较高，与钙易形成不溶性草酸钙，不利于钙的吸收。好多蔬菜中含有草酸，如果烹制前焯烫一下，草酸会大为减少，则对钙吸收影响不大。

核桃、玉米、南瓜籽也含有较多的钙。排骨汤、鱼汤、鸡汤，同骨头一起煮，含钙量也较高，适合孕妇、产妇食用。

孕妇如何控制糖的摄入量

糖主要来自主食，即米和面。我国南方产稻子，北方产麦子，所以米、面成了人们的主食。一般来说，我国人民糖的摄入量并不缺少。

糖提供了人体总热量的 70%～80%，一些肉类食品少的地区，主食量很大，糖可占总热量的 90%以上。为了保证孕期蛋白质、脂肪等其他营养物质的足够摄取，应尽可能地限制糖类的摄入比例，一般控制在总热量的 50%～65%。

孕妇可以少吃些主食，多吃些蛋白质类食物，适当吃些脂肪类食物，以免过多的热量积蓄使身体发胖。

红糖对孕妇有哪些益处

红糖是未经提纯的蔗糖，其中保存了许多对孕妇、产妇有益的成分。据分析，100 克红糖中约含钙 90 毫克，含铁 4 毫克，钙的含量比白糖高两倍，铁的含量比白糖高 1 倍。此外，红糖还含锰、锌等微量元素以及胡萝卜素、维生素 B_2 和烟酸等，这些均对孕妇有利。

红糖性温，味甘，有益气补血，行血活血，缓中止痛，健脾暖胃，化食散热的功效，这些作用对孕妇、胎儿都有益处。所以，孕妇吃红糖比吃白糖更有益。

孕妇适宜的三种营养食品

1. 鸡蛋

鸡蛋是公认的补品，病人、孕妇、产妇、婴幼儿、老人都把它当成理想的食物，其营养价值很高。一个受精的鸡蛋，在温度、湿度合适的条件下，不需要从外界补充任何养料，就能孵出一只小鸡，这足以说明鸡蛋的营养是很全面的。

鸡蛋内含有丰富的蛋白质、脂肪、卵磷脂、卵黄素，维生素 B_1、B_2、B_6、D 和铁、磷、钙、钾、镁、钠等矿物质。鸡蛋可食部分脂肪占 16%，并呈乳化状态存在于蛋黄中。因此和牛奶一样，有利于身体的消化、吸收，而且卵磷脂、胆固醇和卵黄素占一半以上，它们对神经系统及身体发育成长也有很大好处。营养学家认为，鸡蛋与大豆、蔬菜、牛奶等一起吃，可以大大提高鸡蛋的营养价值，使鸡蛋的营养更加全面。

2. 芽菜

人们的血液在正常情况下呈弱碱性，芽菜消化水解后产生的盐基可以中和体内多余的酸，达到酸碱平衡。经常食用芽菜可以使人感到精神饱满，周身有力；植酸酶活性上升，植酸含量下降，也有利于铁的吸收利用。

孕妇在怀孕期间食用豆类芽菜，可以为婴儿贮存足够量的铁，以弥补人奶和牛奶中铁，保证仅以母乳为食品的新生儿在数月内保持体内铁的含量，而不致发生新生儿贫血症。芥菜芽是由十字花科芥菜籽发芽而成的芽菜，具有刺激性辣味，中医认为，芥末性辛温，具有温中散寒、利气祛痰、消肿止痛等作用，主治胃寒、腹疼、咳嗽等症。芥菜芽含有芥子甙、芥子酶、芥子酚，芥末食之辛辣、爽口，有促进食欲、增进消化的功效。

香椿芽是一种极受广大消费者喜爱的芽菜食品，不仅营养价值高而且具有多种保健功能和较高的药用价值。香椿芽可抑制金黄色葡萄球菌、肺炎双球菌和大肠杆菌等各类病菌。把香椿芽捣烂敷在疖疮上有消炎、消肿的疗效。香椿芽还有健胃、祛风除湿、解毒杀虫之功效。

3. 蚕豆和豌豆

蚕豆又名胡豆、佛豆。每 100 克中含蛋白质 28 克，含脂肪少量，碳水化合物 48 克，粗纤维 6.7 克，钙 71 毫克，磷 340 毫克，铁 7.0 毫克，还有少量维生素 B_1、维生素 B_2、尼克酸、磷脂、胆碱等物质。蚕豆的保健作用是补中益气、涩精实肠，可治疗水肿、咳血、水泻以及孕妇胎漏、各种内出血等症。

豌豆俗称青豆。每 100 克中含蛋白质 25 克，脂肪少量，糖类 57 克，钙 84 毫克，磷 400 毫克，铁 5.7 毫克，胡萝卜素 0.04 毫克，硫胺素 1.02 毫克，尼克酸 2.7 毫克。豌豆的保健作用为和中生津，止渴下气，通乳消胀，可治疗糖尿病、产后乳汁不下等症。

4. 其　他

此外还有黄瓜、竹笋、葱白、胡萝卜、萝卜、苦瓜、丝瓜、南瓜、番茄、藕、薄荷、蕹菜、白菜、铁苋菜、佛手、蚕豆、刀豆、莴苣等对孕妇适宜，最好能常吃。

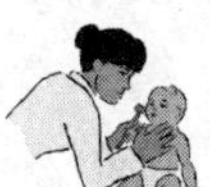

妊娠中期营养安排

根据孕期的生理变化情况，应注意设计不同时期的营养食谱。妊娠早期营养基本与成人女子的营养供给量标准相同，而妊娠中、晚期时则有明显的不同。现根据妊娠中、晚期营养的需要，可设计不同搭配方案，孕妇可根据自己的饮食习惯，搭配烹调。

孕妇每日可摄入蛋白质85.9克、热量6000千焦、钙1567.3毫克、锌20.5毫克、铁31毫克、维生素A 2259国际单位、维生素E16.2毫克。每周服维生素A胶囊1粒（2.5万国际单位）。

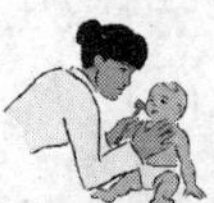

孕妇须防止食用过敏食物

有些孕妇对过敏食物对胎儿发育的影响缺乏了解和重视，因而往往因吃了过敏性食物造成流产、早产、胎儿畸形等，即使按期生育，也可致婴儿患病，有的甚至找不出原因来。

据美国学者研究发现，约有50%的食物对人体有致敏作用，只不过有隐性和显性之分。有过敏性体质的孕妇可能对某些食物过敏，这些过敏食物经消化吸收后，可从胎盘进入胎儿血液中，妨碍胎儿生长发育，或者直接损害某些器官，如肺、支气管等，从而导致胎儿畸形或患病。

那么，孕妇如何避免食用过敏性食物呢？这主要有一下几点：

（1）以往吃某些食物发生过敏反应现象，在怀孕期间应注意禁止食用该物。

（2）不要食用未吃过的食物或霉变食物。

（3）在食用某些食物后如发生全身发痒、出荨麻疹或心慌、气喘，或腰痛、腹泻时，应考虑食物过敏，立即停止食用这类食物。

（4）不吃或慎吃易过敏食物，如海产鱼、虾、蟹、贝壳类食物及辛辣刺激性食物。对海产食物可先少量吃，看是否有过敏反应再决定以后是否食用。

（5）若食用异性蛋白类食物，如动物肉、肝、肾、蛋类、奶类、鱼类应烧熟煮透，以减少过敏可能性。

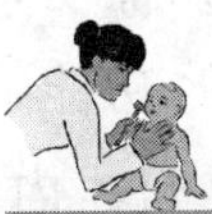

孕妇不宜过多食用刺激性食物

刺激性食物主要是指葱、姜、蒜、辣椒、芥末、咖喱粉等调料和蔬菜。这些食物用于调味或做菜时，可以促进食欲，促进血液循环和补充人体所需的维生素、微量元素（如锌、硒）等，这些食物正常人吃了有利。

葱、姜、蒜少量做辅料调味，而且烹熟后食用，其产辣性大大减弱，因而对人体的刺激性也大大减轻，孕妇还是可以食用的。甜辣椒因没有辛辣之味，烹熟食用也无妨。但是，辣椒、生葱、生姜、生蒜以及芥末、咖喱辛辣过重，孕妇不宜食用。

这是因为，这些辛辣物质会随母体的血液循环进入胎儿体内，给胎儿造成不良刺激，影响正常生长发育。

从孕妇身体角度来说，怀孕后大多呈现血热阳盛的状态，而这些辛辣食物从性质上来说，都属于辛温，而辛温食品会加重血热阳盛状态，使体内阴津更感不足，会使孕妇口干舌燥、生口疮、心情烦躁等症状加剧，这样不利于胎儿的正常发育。

防流产宜多吃绿叶蔬菜

绿叶蔬菜和动物的肝、肾中含有叶酸（维生素 B 族之一），其对胎儿的生长发育十分重要。临床实践证明，叶酸具有维护细胞正常生长、增强人体免疫力的功能，对风疹、流感、肝炎等病毒有抵抗作用。如果孕妇体内叶酸缺乏，不但会出现巨细胞型贫血，还可导致流产。

因此，妇女在怀孕期间应多吃小白菜、卷心菜、菠菜以及动物的肝、肾等，保证体内有充足的叶酸。

孕期多吃植物油好

怀孕期间，有些家庭认为孕妇需要补充大量的营养，认为动物油比植物油香，营养价值高，其实这种想法是错误的。

经研究发现，母亲在怀孕期间吃植物油少，婴儿湿疹发生率就高。婴儿湿疹，是一种常见的与“变态反应”

有密切关系的皮肤病，一般以剧烈的瘙痒，多种形态的皮肤损害、反复发作为特点。婴儿湿疹大多发生在出生后1～3个月，6个月后逐渐减轻，大多数患儿到一岁半后可逐渐自愈。

有关的科学研究表面，人体所必需的不饱和脂肪酸，如亚油酸、亚麻酸和花生四烯酸等，自身不能合成，只能靠食物供给。而这些脂肪酸主要存在于植物油中，动物油含量极少，人体缺乏不饱和脂肪酸，可引起皮肤粗糙、头发易断、皮屑增多等，婴儿则易患湿疹。因此，孕妇应多吃植物油。

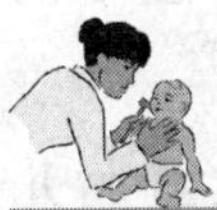

产前忌过食生冷食物

妊娠期精血聚集于冲任以养胎，孕妇机体多处于阴血偏虚，阳气偏亢的生理状态。孕妇多易上火，加之妊期又有偏食的嗜好，多食用一些水果或饮料等生冷食物在所难免。

每个人有不同体质，一般地说，素体阳盛的人，适当吃一些生冷食物对胎儿的发育和大人的健康是有益的，同时可防止胎儿生产后胎毒等病的发生；但对素体阳虚之人则不然，食用不当或过食生冷食物，可导致凉遏脾胃，寒湿内生，从而使中焦不运。

胎儿分娩后，由于寒湿凝滞，经脉及产后多虚多瘀，使产妇气血虚弱，经脉不畅，气化不利，阳气不展，乳汁失于蒸化，导致部分产妇乳汁不足或无乳，严重影响了婴儿的正常发育，并会导致婴儿出生后大便溏泻不止、受食不进、吐乳腹胀等症。

故孕期一定要注意饮食调节，不宜过食生冷，适度为宜，以保证生一个健康聪明的小宝宝。

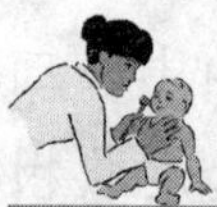

孕妇不宜饮用含咖啡因的饮料

学者研究证明，咖啡因会抑制胎儿在母体中的正常生长。如果饮用咖啡过量，则自然流产率增高，生下的婴儿体重往往过轻，自然死亡率也高。

美国食品和药物管理局提出建议，为了妇女和胎儿的健康，孕妇应减少咖啡的饮用量。专家建议，孕妇每天咖啡饮用量不要超过 300 毫升。

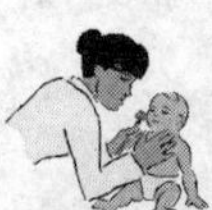

孕妇不要多吃方便食品

现在市场上方便食品很多，有方便面、饼干、点心等。有些孕妇愿意吃方便食品，一是简便省事，免去做饭炒菜的麻烦；二是认为加工的方便食品营养丰富。其实不然，虽然方便但营养不均衡、全面。

一般地说，方便食品如方便面主要成分是碳水化合物，带有少量味精、食盐和调味品。其调味品有牛肉汁、鸡肉汁、虾汁，而牛肉、鸡肉、虾肉的含量很少，且蔬菜也很少，有的有菜末或菜汁，但用量很少。

方便食品并不具备人体所需要的蛋白质、脂肪、矿物质、维生素和水等全面的营养成分。据营养专家调查表明，长期食用方便面的人群中，有60％的人营养不良，54％的人患缺铁性贫血，23％的人患维生素 B_2 缺乏症，16％的人缺锌，20％的人因缺乏维生素 A 而患眼疾。

因此，孕妇不适宜多吃方便食品，否则对母子不利。有吃方便食品习惯的妇女，要在孕前几个月就改变吃方便食品的习惯，以免胎儿营养不足。

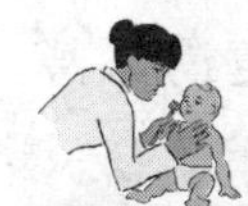

孕妇不可多食盐

孕妇易患水肿和高血压，因此，人们主张妊娠期应少吃盐，特别是在妊娠晚期，应该忌盐。事实上，一点盐都不吃是毫无道理的，对孕妇也并非有益，只有适当少吃些盐才是可行的。如果孕妇患有某些疾病，可根据医生要求才可不吃盐或少吃盐。比如以下几种情况：

（1）患有某些与妊娠有关的疾病（心脏病或肾病）时，孕妇必须从妊娠一开始就忌食盐。

（2）孕妇体重增加过度，特别是还发现水肿、血压增高、有妊娠中毒症状者忌食盐。

所谓忌食盐，就意味着每天不得吃超过 1.5～2.0 克盐。正常进食每天可摄入 8～15 克盐，其中 1/3 由主食提供，1/3 来自烹调用盐，1/3 来自其他食物。多吃一些无咸味的提味品，可使孕妇逐渐习惯忌盐饮食，如新鲜番茄汁、无盐醋渍小黄瓜、柠檬汁、醋、香菜、洋葱、香椿等。

孕妇不要贪吃冷饮

有的孕妇由于内热，喜吃冷饮，这对身体不利，应控制。

妇女在怀孕期间，胃肠对冷热的刺激非常敏感。过多食用冷饮会使胃肠血管突然收缩，胃液分泌减少，消化功能降低，从而引起食欲缺乏、消化不良、腹泻，甚至引起胃部痉挛，出现剧烈腹痛等症状。

孕妇的鼻、咽、气管等呼吸道黏膜往往充血并有水肿，如果贪食冷饮，充血的血管突然收缩，血流减少，可致局部抵抗力降低，使潜伏在咽喉、气管、鼻腔、口腔里的细菌与病毒乘虚而入，引起嗓子痛哑、咳嗽、头痛等，严重时还可引起上呼吸道感染或诱发扁桃体炎等。除以上孕妇病症外，胎儿也会受到影响。由于腹中胎儿对冷的刺激很敏感，使胎儿躁动不安，胎动频繁。

孕妇不可多吃白糖

有时候，妇女在怀孕期间，喜欢吃大量自己爱吃的食品，比如白糖。白糖只能供应人体热量，而人体则需要多种营养物质，白糖摄入过多会影响人体对其他营养物质的吸收，结果造成体内营养物质不全面、不平衡，引发其他营养缺乏。

白糖摄入过多会中毒，或导致糖尿病、脑水肿、心脏病等疾病，对孕妇和胎儿十分不利，很可能还会产出痴呆儿。

为了消化摄入体内的过多白糖，需要消耗大量的维生素 B_1，其结果是导致维生素 B_1 不足。代谢糖需要大量的钙，又可导致体内钙不足。

缺乏这两种营养成分，就会导致胎儿眼球壁张力减弱，产生近视；胎儿还会出现骨骼发育不良；出生后患脑水肿，呈身子小、脑袋大的不协调状态，降生后患佝偻病，出现说话晚、出牙晚、走路晚以及各种神经及脑损伤症状。

为了保证胎儿正常发育，孕妇不可过多吃白糖。适当吃些红糖还是有益的。

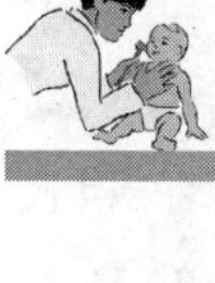

孕妇进食饥饱不一害处多

有的孕妇遇上自己喜欢吃的饭菜，就敞开肚子吃，吃得过饱；遇上不喜欢吃的饭菜，就少吃或不吃，结果造成饥饱不一，这对自己身体和胎儿都不利。

吃得过饱就会感到不适，而且吃得过多会造成消化不良，同时使大量的血液集中到胃里去消化食物，造成其他组织和胎儿供血不足。如果经常吃得过饱，结果使体重增加过多并发胖，胎儿发育过大，导致难产。

而少吃或不吃则会导致营养不良，亏了自己也饿了胎儿。因为胎儿是随着母亲进食而“进食”的，这对胎儿正常发育不利。

所以，孕妇要坚持正常饮食，喜欢吃的也不要吃得过多，不喜欢吃的也不要饿肚子。孕妇在保证营养全面的情况下，多吃些喜欢吃的食物。

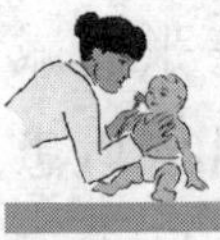

妊娠中期怎样调节饮食有利于优生

怀孕中期（4～7 个月），孕妇体重增加 3～4 千克，每日平均增重 10 克，除热量供应要相应增加外，各种营养素的需要也迅速增加，特别需要大量蛋白质构成胎儿的肌肉和筋骨，尤其是骨骼和大脑需要补充大量磷、钙，还必须保证一定量的碘、锌及各种维生素。而孕妇也需要蛋白质供给子宫、胎盘及乳房满足其发育。

此时母体消耗大，对营养的需要骤增，加之孕妇在此时期消化功能改善，妊娠反应也消失，如不及时补充各种营养价值高的食物，不仅母亲易患各种疾病，也会导致胎儿的骨软化、弱智、畸形等。

此阶段孕妇还应多吃补血的食物。主食要多样化，以大米、面粉为主，兼吃小米、大麦蒸饭。副食可吃些鸡肉、鸡蛋、鹌鹑蛋、土豆、黄豆、豆制品、虾、牛肉、牛奶、鳝鱼、动物肝、黄花菜、菠菜等。以上均是高蛋白、低脂肪食物，并含有人体所需的各种矿物质和维生素。

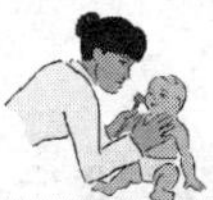

妊娠晚期多吃什么有利于优生

妊娠晚期（8～10 个月），胎儿体重增加最快，并要在体内储存一定量的营养物质（如铁）为出生后独立生活做好准备。所以要求孕妇在此期间食物种类要丰富，质量要好。

此时可多吃核桃、葵花籽、黑芝麻、花生等。这类食物不饱和脂肪酸和锌的含量比较丰富，可减少皮肤病的发病率，锌还能促进胎儿生长发育。

为防止孕妇和新生儿贫血，孕妇在怀孕晚期要多吃含铁、维生素 B_{12}、叶酸丰富的食物，如肝、蛋黄、黑木耳、紫菜、海带、豆制品、青菜等。牛奶、水果、核桃还可以使新生儿皮肤细腻白嫩。

通过饮食还可能矫正遗传缺陷，如父亲身体矮小。在怀孕期间多吃含钙及维生素 D 丰富的食物，如牛奶、肝、虾皮、鱼汤、骨头汤、豆制品等，可使胎儿发育快，有利长高。

妊娠期不宜过多服用营养药

维生素和矿物质对调节机体的代谢有重要作用，妊娠期这些营养物质的需要量增加营养全面、充分可保证胎儿生长的需要和维持母体良好的营养状况。

孕妇在营养不足的情况下，必须适当地补充些维生素、铁钙矿物质等营养物质，但过量则适得其反，非但无益，反而有害。

如各种铁剂都有潜在的毒性，过量会引起铁剂中毒；大量维生素 A 可引起胎儿的肾和中枢神经系统畸形、骨骼异常；过量维生素 D 可引起母体高血钙症，从而导致胎儿高血钙症，导致骨化；大量维生素 C 也会影响胎儿代谢；过量维生素 K 可引起新生儿高胆红素血症和核黄疸；由于孕妇对葡萄糖的耐受量减低，故输入大量葡萄糖会诱发孕妇和胎儿的高血糖症。

孕妇营养物质应尽量从食物中摄取，若一味依靠所谓“营养补品”是相当危险的。

孕妇选择饮料的学问

水是生命之源，也是六大营养素之一，人不可缺水。水可从饮料或食物中补充，体内代谢时也可产生“内生水”补充需要。

孕妇要补充水，喝什么饮料为好？开水经过煮沸消毒，清洁卫生。各地区水内含的物质也不尽相同，但政府已经在某些地区的水或其他食物如盐中添加某些必要的物质。开水应是水分补充的主要来源。孕妇不要喝生水，以防腹泻或传染其他疾病。咖啡及浓茶具有较强兴奋性，应该少服。矿泉水有许多微量元素，可以饮用。许多饮料含糖分高，不宜多饮。西瓜是较好的可替代饮料的水果，既可补充水也可补充一些矿物质，又可消暑解热，孕妇及产妇都可吃。孕妇及产妇不论喝什么饮料，均不宜冰镇时间过长，太冷的饮料对消化道有刺激，过快并大量饮用可使胃肠血管痉挛、缺血，以致胃痛、腹胀、消化不良等。

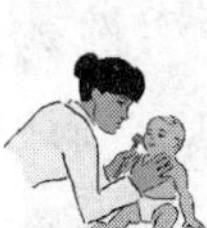

合理进食营养对孕妇很重要

孕妇合理的营养搭配十分重要，可以按妊娠的不同阶段，进食比较合理的进食量和主要的食物。

妊娠初期：此时胎儿生长缓慢，通常每日只增加体重 1 克左右，对孕妇的营养要求不是很高。孕妇还容易有恶心、厌食、呕吐等反应，所以要尽量吃些清淡爽口的食物，不要因怕吐不敢吃，以免影响胚胎发育。

妊娠中期：妊娠 3 个月后，妊娠反应多已减轻，孕妇胃口也好转，此时胎儿体重每日增加 10 克左右，所需营养及热量也随之增加。在此期间孕妇应多吃些营养丰富的食物，如蛋、奶、瘦肉、鱼等。

妊娠后期：妊娠晚期胎儿生长最快，孕妇也应该增加饮食的品种，为使膳食营养全面，就要做到膳食多样化。主要目的是增加热量、蛋白质、无机盐、维生素等。

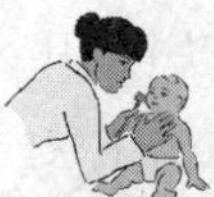

孕妇爱吃酸性食物的原因

民间有“酸儿辣女”的说法，认为只要是怀孕的妇女爱吃酸的，怀的就是儿子。专家告诉我们：孕妇无论怀的是儿是女，都爱吃酸性食物。妇女在怀孕后，滋养细胞分泌出的绒毛膜促性腺激素有抑制胃酸分泌的作用，使孕妇胃酸分泌量显著减少、各种消化酶的活性大大降低，从而影响了孕妇正常的消化功能，出现恶心、呕吐和食欲不振等症状。这时只要吃些酸性食品，就会缓解这些症状。这是因为酸能刺激胃的分泌腺，促使胃液分泌增加，可以提高消化酶的活性，促进胃肠蠕动，并能增加食欲，有利于食物的消化吸收。因此，妇女怀孕后适当吃些柑橘、杨梅等酸性水果，对身体大有好处。

另外，一些医学家发现，怀男胎与怀女胎时绒毛膜促性腺激素的分泌量并无差异。因此“酸儿辣女”之说，是没有科学根据的。

孕妇不可偏食

偏食就是食谱狭窄，许多食物不爱吃或根本不吃。如一些孕妇拒绝吃鱼、奶、肉，只吃粮食、蔬菜，也有一些孕妇恰恰相反。这些饭食习惯均不利于自身健康及胎儿发育。

前孕妇需要的各种营养，主要包括蛋白质、脂肪、碳水化合物、矿物质、维生素和水六大类，这些物质存在于各种食物中，为得到全面而平衡的营养，就要吃各种各样的食物。

如果只吃素不吃荤，孕妇及胎儿就缺乏蛋白质、维生素、脂肪、矿物质，可使孕妇贫血、缺钙、消瘦，胎儿体重低、大脑重量轻等。相反，只吃荤不吃素，孕妇会过度肥胖，血中胆固醇、脂肪含量高，不仅自己容易并发妊娠高血压综合症及产程长、产后出血，胎儿也容易发育过大，成为巨大胎儿，造成难产、出生后低血糖、高胆固醇血症等不良后果。

因此偏食不好。为了自身的健康，为了胎儿的正常发育，一定要选择合理、平衡的膳食。

孕妇对蛋白质营养的要求

蛋白质是生命的物质基础，是维持人体正常生理功能不可缺少的重要物质。蛋白质还是构成人的心脏、肌肉及脑的基本营养素，胎儿的生长发育离不开蛋白质。足月胎儿体内含蛋白质400～500克，加上胎盘及母体一些有关组织发育生长，孕妇需要补充大量的蛋白质。此外，分娩时产妇失血、产后哺乳，都要有高蛋白质饮食做后盾。如果孕妇蛋白质摄入不足，会引起母体代谢失常，容易发生低蛋白血症、贫血，对感染抵抗力低，以及产后母体恢复差、乳汁不足等。

基于以上原因，孕妇从妊娠中期就要增加蛋白质摄取，妊娠后期更需要增加大量蛋白质。

世界卫生组织建议，妊娠晚期每日应增加优质蛋白质9克，如牛奶300毫升，或鸡蛋2个，或瘦肉50克。以植物性食品为主者，每日应增加蛋白质15克，如黄豆40克，豆腐200克，豆腐干75克，主粮200克。

我国孕妇应从妊娠中期开始，每日增加蛋白质15克，妊娠晚期增加蛋白质25克。这样才能较好地满足孕妇和胎儿对蛋白质的需求。

蛋白质食品被人体摄入，经消化成为氨基酸后方被人体吸收。因此，评价食品蛋白质营养价值的高低，还要考虑必需氨基酸是否齐全，是否合乎人体需要。一般来说，动物性食品的必需氨基酸含量接近于人体需要，故又称优质蛋白。优质蛋白中以禽蛋最佳，其次是乳类及各种鱼、虾、瘦肉等。植物蛋白的营养价值较优质蛋白低，如能与优质蛋白混合食用，可以互补某些氨基酸的含量不足。植物蛋白含量高的有大豆、绿豆、花生仁、粳米、小米、小麦粉等。

孕妇应注意膳食的多样化，每餐最好粮、豆、蛋、肉、菜多种食品混食，以取得蛋白质成分的相互补充。

孕妇需要补充多少铁合适

铁是造血的主要原料，妇女在妊娠期铁的需要量明显增加。因为除母体每日必须摄取一定量的铁以补充自身的消耗外，尚需贮存相当数量的铁，以备分娩时失血而造成的损失；同时，胎儿生长发育过程中，除造血和肌肉组织需要一定量的铁外，还需要贮存一部分铁在肝脏内，供出生后约 6 个月的消耗，因为母乳中几乎不含铁。

妇女在妊娠期，如果不重视补铁，孕妇往往贫血，胎儿发育也会受到影响，甚至出生后就会出现贫血。有专家估计，全妊娠期铁的总需要量在 1000～1360 毫克之间。1000 毫克以上的铁分布为：胎儿需铁 400～500 毫克，胎盘需铁 60～100 毫克，子宫需铁 40～50 毫克，母体血红蛋白增多需铁 400～500 毫克，分娩失血需铁 100～200 毫克。我国营养学会推荐孕后期每日铁供给量为 28 毫克。

妊娠呕吐患者忌强迫进食

妊娠呕吐患者忌强迫进食，有人怕频繁呕吐，会导致胎儿营养不良，就强迫进食，这种做法不好。本病主要由于胃气不和所致，一定要考虑妊娠的特殊性而让孕妇对任何饮食均以“随其所喜”为宜，切勿强其所欲、逆其所好，这样反而会使胃气更加不和，呕吐加剧。干果之类食物，可作为零食，稍稍食之，其中橄榄嚼服有助止呕。

妊娠呕吐患者忌食辛辣刺激性食物

妊娠呕吐患者忌食辛辣刺激性食物（生姜例外），如辣椒、胡椒、花椒、芥末、桂皮、丁香、茴香、咖啡、浓茶、可可等。这些食物一方面影响胎儿大脑的正常发育，另一方面对孕妇的胃肠道有刺激作用，不利于改善病情。

妊娠呕吐患者忌服腻及不易消化食物

妊娠呕吐患者忌食肥腻及不易消化的食物，如坚硬的油炸食物、肥肉、奶酪等。孕妇消化功能低下，胃酸分泌减少，这类食物难以消化，食之会导致不良的后果。肉类补益力虽强，但恐胃难以承受，若孕妇喜食，亦可不忌。水牛肉不肥腻，且安胎补血，取之炖服甚好。

妊娠呕吐患者忌腥膻、生冷食物

妊娠呕吐患者忌食腥膻、生冷食物，如虾、蟹、海鲜、海鱼。寒性食物容易损伤脾胃，导致呕吐症状加重。鲤鱼安胎，蚶子、贝类和中，如一起用来烧汤，味道鲜美，孕妇比较喜爱，可以不忌口。

妊娠高血压孕妇饮食总热能忌过高

妊娠高血压综合征患者热能供应过高可致体重过分增加乃至肥胖，如果体重指数（体重/身长）大于 0.24，便易发生妊娠高血压综合征。

因此，有此倾向的患者，应控制饮食总热能，以保证整个孕期体重增多不超过 13 千克，使体重指数在 0.24 以下。

妊娠高血压综合征患者忌食盐过多

妊娠高血压综合征患者应适当控制食盐的摄入，食盐的化学名称称为 NaCl（氯化钠），摄入过多的钠盐会造成体内水、钠潴留，血浆容量增加，从而回心血量、心室充盈量及心排出量均相应增加，使小动脉管壁增厚，管腔狭窄，外周血管阻力加大，同时小动脉管壁对血液中的缩血管活性物质（如肾上腺素、去甲肾上素、血管紧张素）反应性增强，增加血管收缩，从而导致血压升高。

故孕妇在出现高血压症状时，应采取低盐饮食。

妊娠高血压综合征患者忌食辛辣刺激食物

妊娠高血压综合征应忌食辛辣刺激食物，辛辣刺激食物如辣椒、胡椒等均有刺激血管神经兴奋之作用，导致血管收缩而使血压升高。同时还会引起便秘，增加心脏负担。

妊娠高血压综合征患者忌食易产气食物

妊娠高血压综合征患者应尽量少食容易产气之物，容易在胃肠内产气的食物如白薯（俗称山芋）、炒黄豆、炒蚕豆等，食用后会由于产气而使肠腔内压力增大，局部血管的阻力也随之增大，从而加重心脏的负担，不利于孕妇和胎儿的营养与健康。

第四章　科学胎教综合知识

胎教的重要作用

胎教真的有很大的作用吗？研究人员的调查结果表明，有意识地接受过胎教的孩子有一些明显的特点：

（1）不爱哭，很容易养成良好的作息规律，听到播放过的胎教音乐或母亲哼唱的催眠曲能很快入睡。

（2）易于与人交流，喜欢朝人笑，不认生。

（3）语言接受和理解能力都比较强。发音比较早，能够较早地理解别人的表情，聪明伶俐。

胎教应当注意的方法

我国早在数千年前就有重视胎教的传统。

《万氏女科》说："妇人受孕后，最宜忌饱食，淡滋味，避寒暑，常得清纯平和之气以养其胎，则胎之完固，生子无疾。”古代的母教式胎教，是科学的且符合优生的。孕妈妈如果想给孩子一个良好的胎教环境，就需要在整个妊娠期做到：

(1) 注重情志养生，情绪应乐观练达，保持一颗平静、淡泊的平常心，避免不良的精神刺激。故有“良好的情绪是最佳的胎教”之说。

(2) 生活要有规律，起居有常，不过于疲劳，睡眠充足，讲究睡姿。

(3) 膳食结构平衡合理，以保证孕期各种营养素的摄入，满足胎儿的需求。戒除烟酒等不良嗜好，更忌吸毒。

(4) 持之以恒地进行适度的运动锻炼，动静结合，有益于母子健康。

(5) 要有一个良好的舒适洁净的生活环境，少接触猫、狗、鸟等宠物，注意预防各种疫病，不接触各种有害射线及毒物。

(6) 一旦患病，不滥用药物，有病需用药时，一定要在医生指导下合理用药，及早看医生并治疗。

如果孕妈妈能注意饮食营养、远离烟酒；能注意避免各种感染和用药；能保持平和的心态、愉快的情绪，就给了孩子一个极好的开端。只有孕妈妈在衣食住行等方面注重自我保健，才能生一个身心健康的好宝宝。

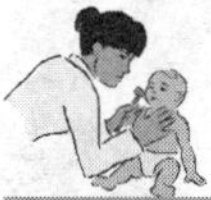

何时是胎教的最佳时期

可爱的宝宝诞生是从精卵结合开始。从受精卵形成的那一刻起，环境就对新生命产生影响。

专家认为胎教应从精卵结合之时开始。母体的营养、疾病、服用的药物，以及孕妈妈情绪变化所产生的内分泌激素改变都构成了新机体生长的化学环境；子宫内的温度、压力，母体的身体姿势和运动，以及体内外的声音等构成了胎儿生长的物理环境。

所有这些直接和间接的刺激都会对胎儿的生理、心理发育产生有利或有害的影响。如果注意孕期的营养、预防疾病、不滥用药物、保持良好的情绪，会为宝宝的健康成长奠定坚实的基础。

如果我们同时给予宝宝适当的物理刺激，将有助于孩子的大脑发育。

研究结果表明，胎儿发育到第 4 周时，神经系统已经开始建立；第 8～11 孕周时，胎儿对压触觉有了反应，可以轻轻拍打、抚摸腹部，这种触摸刺激可通过腹壁、子宫壁促进胎儿的感知觉发育；第 16～19 孕周，胎儿听力形成，此时的胎儿就是一个小小“窃听者”，他能听到妈妈心脏跳动的声音、妈妈大血管内血液流动的声音、肠蠕动的声音，他最爱听的是妈妈温柔的说话声和歌声。孕第 20 周起，胎儿视网膜形成，开始对光线有感应，他不喜欢强烈光线的刺激。综合地来，孕中期是进行胎教的最佳时期。

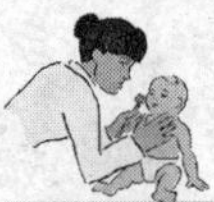

胎教并不是简单地教育

目前，很多人以为胎教就是对胎儿进行教育，认为胎教能让孩子早点识字、数数，让胎儿听音乐，孩子将来就能在这些方面有突出表现，这样的理解是错误的。

因为学习的本质是建立条件反射，而胎儿在宫内没有形成条件反射的条件，即没有接受教育的基础，因而胎教并不是教育。

其实，科学的胎教，是指正常孕妈妈在保证充足营养和适当休息的条件下，从胎龄满 5 个月后开始，对胎儿每天定时的实施声、光、触摸的良性刺激，借此使胎儿的听觉神经通路、视觉神经通路和触觉神经通路产生向大脑皮层感觉中枢传送感觉的电脉冲，进而建立更多的叫做“突触”的信息传递结构，从而使胎儿的大脑网络构建得更加丰富。

孩子出生长大后在学习、记忆活动中，会表现出感觉灵敏、思维敏捷、记忆力强等特征。调查表明，受过胎教的孩子比没有受过胎教的孩子，其智商和情商均有明显的优势。

0～3 岁是婴幼儿“突触”发育最快的时期，因而对准父母来说，仅做好胎教远远不够。孩子出生后的合理喂养和充分的营养供给以及出生后的教育训练也是十分必要的。

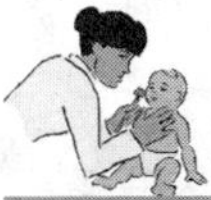

胎教与脑发育的相关性

父母们都希望自己的孩子聪明伶俐、活泼可爱。然而，前提却要取决于胎儿时期大脑的发育过程。

下面让我们认识胎儿的脑发育情况：

（1）在受孕后的第 20 天左右，胚胎大脑原基因形成；

（2）妊娠第 2 个月时，大脑沟回的轮廓已经很明显；

（3）到了第 3 个月，脑细胞的发育进入了第一个高峰时期；

（4）妊娠第 4～5 个月时，胎儿的脑细胞仍处于迅速发育的高峰阶段，并且偶尔出现记忆痕迹；

（5）从第 6 个月起，胎儿大脑表面开始出现沟回，大脑皮质的层次结构也已经基本定型；

（6）第 7 个月的胎儿大脑中主持知觉和运动的神经已经比较发达，开始具有思维和记忆的能力；

（7）第 8 个月时，胎儿的大脑皮质更为发达，大脑表面的主要沟回已经完全形成。

有关研究显示，胎儿的脑从妊娠第 6 个月起就已具有约 140 亿个脑细胞，也就是说已经基本具备了一生中所有的脑细胞数量。其后在于如何提高大脑细胞的质量。

由此可见，胎儿时期脑的发育是十分关键的。仅仅从这一点来看，从胎儿期开始的系统科学的胎教就势在必行。当然，胎儿脑的发育还远不够成熟，尤其起重要作用的脑神经鞘膜尚未完全形成，大概要到出生后 10 岁左右才能全部发育完成。

未来的父母在胎教过程中应注意这一问题，切不可急于求成，否则欲速则不达。

胎儿有记忆，交流很重要

最新的科学研究发现，胎儿也有记忆。因此不妨在孩子还在母体的时候，多和孩子交流，不但可以培养感情，还可以锻炼孩子的记忆。

儿童的心理是在与周围环境的相互作用中积累经验逐渐发展起来的，而记忆是其中的一个必备的前提。记忆力几乎是最早出现在孩子身上的。出生一两个月的婴儿居然在看到母亲时就异常兴奋起来，因为宝宝记住了这是妈妈。因此准爸爸们，当宝宝还在母腹中时，除了多和妻子交流外，不妨多和宝宝交流，这样对促进以后和宝宝的关系、加强感情交流都有好处。

经过胎教的婴儿能力要高于一般孩子

在婴儿出生后，孕妈妈第一次教他数数时，如果把曾用于胎教的实物，再次摆在婴儿面前，这时，婴儿在胎内学过的东西，就会逐渐反馈回来，并将做出令孕妈妈吃惊的反应。

某位育儿专家说：

“不论是哪个孩子，在出生后第三天，我就用手指教她数数，在喂奶时也好，抱着逗玩时也好，都不忘对她讲话。”

“在别的母亲看来，对连眼睛还没有完全睁开的新生儿讲话也许是件很可笑的事情。但是，因为我相信她们还未出生时，我已经对她们的素质进行了培养，因此，我对自己的做法丝毫不感到怀疑。”

婴儿时期的智力和运动能力的发展是有快有慢的，有的孩子很早就会走路、说话，有的孩子则比较晚。事实显然表明：经过胎教后的孩子在这方面的发展速度是远远超过一般孩子的。

胎教要与艺术相结合

胎儿在母体内是可以感受到母亲的举动和言行的。孕妈妈在怀孕期间的所作所为，都可以直接影响到胎儿出生后的性格、习惯、道德水平、智力等。这不仅可以从母亲输送给胎儿血液中的化学物质的变化看出来，也可以从孕妈妈从事体力劳动引起胎动异常的感觉中体会到。

那么，孕妈妈如何提高各方面的修养呢？应在学识、礼仪、审美、情操等各个方面全面发展。

多阅读好的文学作品。好书是指那些看后使人精神振奋、情绪良好的书，阅读这类书籍对于孕妈妈及胎儿双方的身心健康都大有裨益。

一位哲人说过：读一本好书，就像是与一位精神高尚的人谈话。那精辟的见解、分析、丰富的哲理、风趣幽默的谈吐，都会使人精神振奋，耳目一新。

好书又可分为以下几类：伟大人物的传记、优美的诗歌或儿歌、令人神往的童话和神话、鼓励人向上的世界名著、著名的山水和名胜古迹游记、精美的画册等，这些都能陶冶情操。

至于那些对人的情绪等方面产生消极影响的书，如黄色书刊、趣味低下的街头画册、思想过于低沉的书等。这些书籍里充满了下流、淫秽、打斗、杀戮等不良内容，会使孕妈妈长期处在不良的精神状况中，对胎儿的发育是极为不利的。

多哼唱喜爱的抒情歌曲。孕妈妈为胎儿唱歌，并播放音乐，相当于“产前免疫”，可为婴儿提供重要的“记忆印痕”。

孕妈妈每天可以哼唱几首喜爱的抒情歌曲，或优美而富有节奏的小调、摇篮曲等。孕妈妈哼唱歌曲将会收到十分满意的效果：

一方面，母亲在自己的歌声中陶冶性情，获得良好的心境；另一方面，母亲在唱歌时产生的振动和谐而又愉快，使胎儿从中得到情感和感觉上的双重满足。

哼歌时心情要轻松愉快，富于感情，好像面对着未来的小宝宝，倾述满腔母爱。

同时，孕妈妈要想象腹中胎儿正在静听着自己的歌声，从而达到与爱子心音的谐振，达到心灵的共鸣。

如何进行臆想锻炼法

臆想锻炼法，其最好的办法就是学会松弛技巧，你一旦习惯，就能在几分钟后重新恢复精力。如果你希望能控制自己，并在30秒钟内松弛下来，可以练习做下列臆想锻炼法：（这些方法在妊娠和分娩时是有用的）

（1）首先采取舒适的姿势。

（2）深吸一口气并屏住呼吸5秒钟，慢慢数至5，然后呼出。

（3）使所有肌肉松弛。

（4）集中呼吸并重复2～3次，直至完全松弛为止。

（5）回想最愉快的事，这有助于你使用想象力来克服思想障碍，以便能更多地学会控制自己。

音乐胎教的方法和种类

音乐可以分两种，一种是给腹中宝宝听的，一种是给孕妈妈自己听的。孕妈妈可用耳机听胎教音乐，也可以用扬声器，音量不宜太大。

优美的音乐能调节心理情绪和生理机能，使精神放松、情绪愉快，使心脏血管、消化器官乃至内分泌都处于正常的状态之中；平稳的旋律和节奏对胎儿大脑的发育是一个良好的刺激，能使胎儿情绪安宁，有利于胎儿的发育。

胎儿专用胎教音乐在频响、节奏以及情感特征等方面都有特殊的要求。

要在怀孕的第5个月开始给胎儿听音乐带，胎儿已具备了听力。每天给胎儿听1～2次，每次15分钟，最好选择旋律优美的钢琴、小提琴乐曲，切不可选用刺激性较强的摇滚乐等，音量不要开得太响。为了便于胎儿记忆，每段乐曲重复放10天左右。

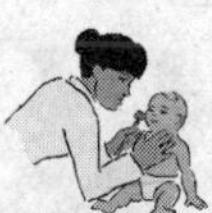

妈妈歌声寓教于唱好胎教

美国产前心理学会专家认为，孕期母亲经常唱歌，对胎儿相当于“产前教育”，可为胎儿提供重要的记忆印象，不仅有助于胎儿体格生长，也有利于智力发育。

传统的音乐胎教要求孕妈妈在放松的状态下，聆听和感受由古典音乐带来的恬静、安宁。这种胎教方式虽然能让孕妈妈在较长时间内保持愉悦的心情，并促进胎儿发育，但是胎宝宝只能单纯地感受音乐，得不到来自妈妈的信息，胎教效果有时并不理想。

另外，音乐播放设备的质量、音响效果如果不好，还会严重影响胎儿的健康。

俄罗斯的专家鼓励和倡导其国内的孕妈妈改变传统音乐胎教形式，自己唱歌给宝宝听。这样可以把与胎儿交谈同音乐胎教的长处结合起来，寓教于唱地与胎儿沟通，促使其发育过程中产生积极的心理变化。

据悉，医学和音乐专家针对孕妈妈的特点设计制作了孕妈妈之歌。目前已有约 1000 首孕妈妈之歌问世，歌曲韵律大多取材于俄罗斯著名诗人充满童真的诗歌，歌词中既有类似“世上只有妈妈好”的内容，也包括小朋友做游戏的情节，以及天气、四季和动植物知识。

目前，这种胎教的效果超出预想，经“歌唱胎教”的宝宝在妈妈腹中发育健康。出生后，这些婴儿开始转头、翻身、坐、立、行走、说话的时间均早于未受训的宝宝，而且前者 1 岁以内的患病率明显比后者低。

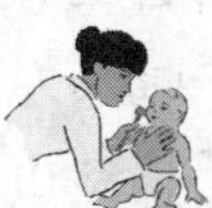

孕妈妈进行音乐胎教要走出误区

“不让孩子输在起跑线上”、“孩子教育应该从 0 岁开始”，为了生个聪明可爱的宝宝，让孩子出生之前就领先他人一步，许多孕妈妈在怀孕初期就给腹中的胎儿听音乐、讲故事。

这种想法很好，可是如果音乐胎教不当，可致胎儿耳聋！

据专家介绍，胎儿在母亲体内长到4个月大时就有了听力，长到6个月时，胎儿的听力就接近成人了。这时进行胎教，确实能刺激胎儿的听觉器官成长，促进孩子大脑发育。正确的音乐胎教方式应该是孕妈妈经常听音乐，间接地让胎儿听音乐。音乐能促使母体分泌有益于健康的激素，如酶、乙酰胆碱等，使孕妈妈身体保持极佳状态，促进腹中的胎宝宝健康成长。

但许多孕妈妈进行胎教时，却是直接把录音机、收音机等放在肚皮上，让胎儿自己听音乐。这是不正确的。

因为此时胎儿的耳蜗虽说发育趋于成熟，但还是很稚嫩，尤其是内耳基底膜上面的短纤维极为娇嫩，如果受到高频声音的刺激，很容易遭到不可逆性损伤。

在现实生活中，有不少孕妈妈，把“胎教音乐”当做培养“神童”智力的胎教法宝，这是一种认识误区，特别是不合格的胎教音乐磁带，将会给母腹中的小宝宝造成一生无法挽回的听力损害，应引起孕妈妈们的警醒。

因此，进行音乐胎教时传声器最好离肚皮2厘米左右，不要直接放在肚皮上；音频应该保持在2000赫兹以下，噪声不要超过85分贝。

虽然每个人对音乐的理解和感受都不太一样，喜好也不一样，但对孕妈妈来说，最好不要听摇滚乐，也不要听一些低沉的音乐，应多听一些优美舒缓的音乐，对孕妈妈、对胎宝宝才都有好处。

语言胎教

父母用优美的语言和胎儿对话，反复进行，可以促进胎儿大脑的发育。妊娠 7 个月的胎儿有明显的听觉和感受能力，不仅能对父母的言行做一定的反应，还能在脑子里形成记忆。给腹中的宝宝进行语言胎教，就是要使胎儿不断接受语言波的信息，训练胎儿在空白的大脑上增加语言的“音符”。可以和孩子说话、唱歌，父亲也可以隔着腹壁给宝宝讲故事。

孕妈妈在怀孕期，心情要平和，情绪要愉快，要尽量避免抑郁、悲伤、烦躁、惊恐和愤怒。胎儿最不喜欢听尖锐的铃声、汽车的急刹车声，以及父母吵架的声音。对这些不良的刺激，胎儿的反应是在妈妈腹中踢脚、皱眉和吮吸手指等。

抚摸胎教法

1. 抚摸胎教的基础知识

胎儿不仅需要优美的音乐和父母亲昵的语言，还需要父母的肢体接触。接触的方法就是抚摸胎儿。孕妈妈平卧在床上，全身放松，先用手来回在腹部抚摸腹部，然后做一些轻压和拍打的动作，在触觉上给胎儿刺激，胎儿会渐渐对孕妈妈的动作做出反应，如身体移动、手脚转动以及踢脚等。抚摸胎教每天可以做 2～4 次。

合理的抚摸、拍打，就好像每天给胎儿做体操，对胎儿的身心发育很有益。如果孕妈妈每天能适当、适度地抚摸腹部，给胎儿做做体操；如果孕妈妈每天能对胎儿说说话，请他听听优美的音乐，那么，孕妈妈作为未来宝宝的第一任教师就很称职的。

每个孩子都喜欢父母的爱抚，胎儿也不例外。经常受到父母爱抚的孩子长大后遇事更冷静沉着、反应更机敏。抚摸胎教是准父母与胎儿之间最早的触觉交流，通过抚摸孕妈妈的腹部，使腹中的宝宝感觉到父母的存在并做出反应。

抚摸训练是胎教中的一项重要内容。孕妈妈通过经常抚摸自已的腹部，可以激发胎儿的运动积极性。

某位孕妈妈在怀孕日记中写道：那一天，发生了一桩非常有趣的事情。晚间，我躺在床上，觉得孩子在动，也像是在轻轻地踢我，于是我用手轻轻地拍了一下肚皮，没想到他也回应着我，又踢了我一脚。我觉得非常好玩，又继续拍腹部，就这样孩子一下，我一下，接连踢了十几下……这是多么有趣的交流啊！与胎儿之间的“游戏”，也能达到胎教的目的。

当孕妈妈觉得胎动活跃时，可以对着腹内的胎儿说话，当然，内容要简短，可以重复讲一些“宝宝”、“乖乖”、“妈妈爸爸和宝宝讲话”、“宝宝和妈妈在一起”之类的话，这时不要讲述得太多。

如果胎儿用脚踢孕妈妈的肚子，孕妈妈可以轻轻拍打被踢的部位，然后等待下一次。一般在一两分钟过后，胎儿会再踢几下，这时孕妈妈再轻拍几下。如果拍的部位改变了，胎儿下次踢的部位，也可能会向孕妈妈新拍的部位踢过去。当然，孕妈妈变换拍腹的部位，离原来胎动的部位不要太远。

还有一种方法可以试用。孕妈妈不妨平躺在床上，全身尽量放松，在腹部松弛的情况下，用一个手指头轻轻按下再抬起，来回抚摸胎儿。胎儿受压后出现蠕动，这是对母亲爱抚的反应。

进行抚摸时，最好有一个安静的环境，周围不要有太多的噪声。如果放一些轻柔的背景音乐，显得更加静谧、平和，孕妈妈可以专心致志地与孩子进行交流。这样的训练每天可进行两次，每次数分钟即可。

2. 抚摸胎教的益处

抚摸胎教可以锻炼胎儿皮肤的触觉，并通过触觉神经感受体外的刺激，从而促进胎儿大脑细胞的发育，加快胎儿的智力发展。

抚摸胎教还能激发胎儿活动的积极性，促进运动神经的发育。经常受到抚摸的胎儿，对外界环境的反应也比较机敏，出生后翻身、抓握、爬行、坐立、行走等运动发育都能明显提前。

在进行抚摸胎教的过程中，不仅能让胎儿感受到父母的关爱，还能使孕妈妈身心放松、精神愉快，也加深了一家人的感情。

3. 抚摸胎教的操作方法

正常情况下，怀孕两个月开始，胎儿就在母体内活动了，但这时的活动幅度很小，孕妈妈不能感知。随着妊娠时间的增加，活动幅度会越来越大，从吞吐羊水、眯眼、咂手指、握拳，直到伸展四肢、转身、翻筋斗等。一般过了孕早期，抚摸胎教就可以开始实施，下面介绍几种不同孕期抚摸胎教的方法：

（1）方法1：来回抚摸法

适宜月份：怀孕3个月以后，可以进行一些来回抚摸的练习。

具体做法：孕妈妈在腹部完全松弛的情况下，用手从上至下、从左至右，来回抚摸。

注意事项：抚摸时动作宜轻，时间不宜过长。

（2）方法2：触压拍打法

适宜月份：怀孕4个月以后，在抚摸的基础上可以轻轻地触压拍打。

操作方法：孕妈妈平卧，放松腹部，先用手在腹部从上至下、从左至右来回抚摸，并用手指轻轻按下再抬起，然后轻轻地做一些按压和拍打的动作，给胎儿以触觉的刺激。刚开始时，胎儿不会做出反应，孕妈妈不要灰心，一定要坚持长久地有规律地去做。一般需要几个星期的时间，胎儿才会有所反应，如身体轻轻蠕动、手脚转动等。

父母须知：开始时每次5分钟，等胎儿做出反应后，每次5～10分钟。在按压拍打胎儿时，动作一定要轻柔，孕妈妈还应随时注意胎儿的反应，如果感觉到胎儿用力挣扎或蹬腿，表明他不喜欢，应立即停止。

（3）方法 3：推动散步法

适宜月份：怀孕六七个月以后，当孕妈妈可以在腹部明显地触摸到胎儿的头、背和肢体时，就可以增加推动散步的练习。

操作方法：孕妈妈平躺在床上，全身放松，轻轻地来回抚摸、按压、拍打腹部，同时也可用手轻轻地推动胎儿，让胎儿在宫内“散散步、做做操”。

父母须知：此项练习应在医生的指导下进行，以避免因用力不当或过度而造成腹部疼痛、子宫收缩，甚至引发早产。每次 5～10 分钟，动作要轻柔自然，用力均匀适当，切忌粗暴。如果胎儿用力来回扭动身体，孕妈妈应立即停止推动，可用手轻轻抚摸腹部，胎儿就会慢慢地平静下来。

（4）方法 4：亲子游戏法

适宜月份：怀孕 5 个月以后，有了胎动就可以进行亲子游戏。

操作方法：每次游戏时，孕妈妈先用手在腹部从上至下、从左至右轻轻地有节奏地抚摸和拍打，当胎儿用小手或小脚给予还击时，孕妈妈可在被踢或被推的部位轻轻地拍两下，一会儿胎儿就会在里面再次还击，这时孕妈妈应改变一下拍的位置，改拍的位置距离原拍打的位置不要太远，胎儿会很快向改变的位置再作还击。这样反复几次，别有一番情趣在其中。

父母须知：这种亲子游戏最好在每晚临睡前进行，此时胎儿的活动最多，时间不宜过长，一般每次10分钟即可，以免引起胎儿过于兴奋，导致孕妈妈久久都不能安然入睡。

经过这种训练的胎儿出生后，能比较早些站立和行走。但是，如果孕妈妈已经出现了早期子宫收缩的征兆时，就不要进行抚摸训练了。

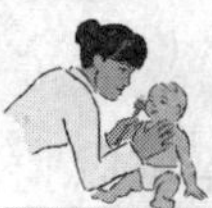

抚摸胎教与语言胎教同步

在抚摸时，如果能经常与胎儿进行一番有趣的对话，则效果会更好。

比如说，孕妈妈可以早早就给孩子起一个好听的名字，于是孕妈妈轻声地呼唤着宝宝，轻声细语地与他亲切地交谈，与胎儿讲一讲此刻的感受，叙述孕妈妈对他的期望，仿佛他在自己的面前是一个已经懂得事的大孩子，或者索性给胎儿讲一个好听的童话故事，用言语编织一幅美丽的图画。

尽管胎儿根本不可能听懂妈妈所说的内容，但是母子之间的心灵交流，溢于言表之中。

当然，讲的时候，语调要轻柔，故事要甜蜜，展现出和平世界的美好景象。孕妈妈也可以自己编排这样的故事，孕妈妈可以叙述迷人的田园风光，或者是风景秀美的草原，那里绿草如茵，蓝天如洗，白云若飞，溪水潺潺。孕妈妈可以给胎儿讲述眼前出现的美丽早晨，讲冉冉升起的太阳，讲蓝天下的溪流，讲参天的松柏……在施行胎教过程中，准爸爸也要积极配合。如在进行抚摸训练时，准爸爸也要经常进行这一项训练，一边抚摸孕妈妈的腹部，一边与胎儿交谈。这样做，会使胎儿有安全感，使他更加舒服和愉快。这样做不仅加深了夫妻之间的感情，也使未来父子之间的感情更加融洽、和睦。

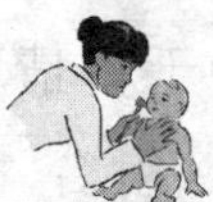

不宜抚摸胎教的情况及注意事项

一般在孕早期以及临近预产期不宜进行抚摸胎教。

有不规则子宫收缩、腹痛、先兆流产或先兆早产的孕妈妈，不宜进行抚摸胎教，以免发生意外。

曾有过流产、早产、产前出血等不良病史的孕妈妈，也不宜进行抚摸胎教，可用其他胎教方法替代。

抚摸胎教应有规律性，每天两次，坚持在固定的时间进行，这样胎宝宝才能心领神会地在此时间里做出反应。

抚摸胎宝宝之前，孕妈妈应排空小便。

抚摸胎宝宝时，孕妈妈应避免情绪不佳，应保持稳定、轻松、愉快、平和的心态。

进行抚摸胎教时，应做到室内环境舒适，空气新鲜，温度适宜。

进行抚摸胎教时，如能配合对话胎教和音乐胎教等方法，效果会更佳。

想象胎教

想象胎教是意念胎教的一种。

想象胎教就是想象腹中胎儿的情况，在整个孕期都可以做。从受孕开始，夫妻就可以共同讨论，为将出生的孩子作形象设计：取各人相貌中最理想而具有特点的部位，如丈夫宽阔的额头、俊俏的剑眉，妻子善于传情的大眼睛、高高的鼻梁、轮廓分明的嘴唇等加以组合，想象成未来小宝宝可爱的形象。或者可以从画报、挂历、图片中找出一张您最喜欢的幼儿画像，挂在卧室里，经常看看。

一旦将设计的婴儿形象确定下来了，您就要经常回想，反复使这一形象具体清晰，并在心中不断地呼唤。久而久之胎儿就会按照母亲的意愿生长发育，接近或达到父母理想的相貌。这就是为什么有些子女比父母长得漂亮的缘由之一。在孕期中可以想象胎儿在羊水中安详地睡眠，一副逗人喜爱的样子。当察觉到胎动时，就可以想象胎儿欢快地从睡眠中醒来，伸脚动手打哈欠、伸懒腰那可爱的样子。孕妈妈还要经常想象美好的事物，如名画、风景、优美音乐和文学作品、影视中美好的镜头，以及外出旅游与家人一道去公园散步，或与邻居和自家的小朋友一起嬉戏时的幸福时刻。通过想象使自己常处于一种愉快的心境中。

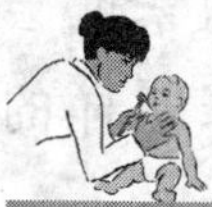

情绪胎教法

古今中外的研究重点都在集中于胎教，但胎教的核心仍旧是母亲，而祖先有着很多值得我们借鉴的智慧。怀胎十月，孕妈妈同时担负着两个生命的新陈代谢和情绪起伏，实在不是件轻松的事。而保持愉悦的心情就是对宝宝最好的胎教。

古人云："凡有孕之妇，宜情志舒畅，遇事乐观，喜、怒、悲、思皆可使气血失和而影响胎儿。"

现在所谓的"情绪胎教"，就是指通过对孕妈妈的情绪调节创造温馨的氛围及和谐的心境，通过母子间的神经递质作用促使胎儿良好的发育。情绪的调整应从怀孕前开始，贯穿整个妊娠期。

在日本，孕妈妈在胎儿学校开始所有课程之前进行的预备动作就是放松。

她们在一间灯光柔和的房间里，随着舒缓的音乐和舒展的动作，尽量放松自己，使身体和精神达到稳定的状态。日本学者七田真认为，如果在胎儿期母亲心情舒畅，孩子在儿童心理发展的情感、个性、智慧和能力等方面就比较良好。出生后孩子的直觉力、想象力、空间感、创造力都比较好。

在英国，医生们发现胎儿能理解母亲的感情。当母亲惊恐失措的时候，胎儿就会全身抽搐。当母亲闷闷不乐时，平时很活跃的胎儿，也好像没有力气一样不动了。

这是因为当母亲情绪变化时，神经系统分泌的激素就会随血液经胎盘进入胎儿体内，使胎儿产生与母亲一样的情绪特征。

所以，英国医生对孕妈妈的情绪状况会明确地提出要求。

胎教应该是轻松的、愉快的，基于母爱基础上的感情的交流。它的范围应该是很宽泛的，不仅仅局限于给孩子听音乐或是念歌谣。

那么，从专家的角度应该怎样理解胎教呢？其实这个问题并不复杂，我们只要从胎教的出发点——“为什么要进行胎教？”来考虑，就很容易找到答案了。进行胎教的目的，无非是想通过外界的刺激，促使胎儿接受更多的优良信息，让他发育的更好、更聪明、更健康、更美丽。那么只要是对胎儿有益的事情都可以归入胎教的范畴。大到怀孕前的准备、环境的改善、情绪的调节，小到听音乐、散步、和宝宝说悄悄话都是胎教的内容。

胎儿孕育在母体中，最早接触到的就是妈妈的心跳和脉搏，从心跳的频率当中，胎儿直接能感受到妈妈的喜怒哀乐。因此控制情绪，保持心境平和应该是孕妈妈进行胎教的第一步。

艺术胎教——母子的初感应

《钱氏儿科学》中说：“欲子女之清秀者，居山明水秀之乡，欲子女之聪俊者，常资文学艺术。”

如今孕妈妈通过各种胎教手段，多接触美好的事物。如听音乐、欣赏美景、做园艺、绘画、手工、读书等，陶冶性情，愉悦身心，从而对胎儿智力发育与性格形成产生好的、积极的影响。因此，艺术熏陶当然要从小做起，而且是越早越好。“艺术胎教”被各国文化所推崇，自有它的道理。

秘鲁科学家发现，海豚发出的声波能够刺激胎儿脑部发育。秘鲁的孕妈妈纷纷挺着大肚子与海豚亲密接触，希望能让宝宝更聪明。

在美国从妊娠第 5 个月开始，孕妈妈和丈夫一道参加“胎儿大学”的培训。每次开始前，母亲用手轻拍胎儿足踢的地方，并告诉他：“好孩子，现在上课了。”父亲会被要求给 7 个月以上的胎儿唱歌。

从这儿“毕业”的孩子显得更聪明、更易于理解数字和语言，更快地认识父母，在听、讲、使用语言方面都相当出色。

英国产前心理学会的专家告诫孕妈妈，如果希望宝宝将来是一个精神稳定、乐观向上的人，她就应该为胎儿唱歌，使胎儿获得情感上的满足。俄罗斯也有医生指导下的孕妈妈合唱团。

奥地利医生用精选的音乐做胎教教材，并追踪观察胎儿出生后的发育情况。结果发现，胎儿期常听莫扎特音乐的宝宝更加聪明活泼。莫扎特的音乐也因此成为奥地利人首选的胎教音乐教材。

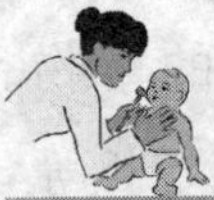

信心胎教，自己愉悦就是宝宝愉悦

《儒门事亲》提出：“儿在母腹中，其母作劳，气血动用，形得充实……多易生产。”在没有剖宫产的时代，母亲的信心是否充足尤其重要。

如今，怀孕前3个月要注意休息，避免剧烈运动。4个月以后可适度运动（如散步、慢跑、游泳、打乒乓球），适当的运动不仅让孕妈妈锻炼身体，为自然分娩做好体力上的准备，更能帮助孕妈妈对自己的身体建立充足的信心，利于以后的顺利生产。

世界各国越来越多的孕妈妈认识到，孕期胎教的目的就是想办法让自己每天都快乐。改善生活环境、做自己喜欢的事、适度的运动，甚至短途的旅游，还有其他可行的胎教手段都可以愉悦身心，同时对胎儿形成良性刺激。

做母亲，不仅仅是确定怀孕了就万事大吉。如何生育一个身心健康的孩子、如何照顾自己又最大和度地满足宝宝的需要，需要知识，更需要信心，尤其在生产过程中信心最为重要。

在日本，经医生检查合格的孕妈妈，可以进入“游泳医院”。参加过游泳训练的孕妈妈，妊娠期间的腰痛、痔疮、静脉曲张等症状有明显的减轻，还有不少胎位异常的人也得到自然纠正。而且，她们的顺产率为75%，产程平均缩短50%。

泰国医学专家用了5年时间，观察孕妈妈慢跑、骑自行车等活动后发现，这些孕妈妈新陈代谢能力提高，比未经锻炼的孕妈妈分娩顺利，新生儿出生时的健康状况也比一般新生儿好。

孕期当然要保证营养摄入，但同时也要保证体重不超标。因为宝宝的健康全由妈妈来打基础，与其说是健康胎教，不如说是妈妈给宝宝的健康做储备。

"Baby Plus" 胎教仪

据说这种胎教工具在使用后对胎儿有着神奇的作用，如胎儿出生后精神很放松，睡眠好；能较早分辨父母的声音；注意力集中的时间也较其他婴儿长，等等。

"Baby Puls" 胎教仪由16种经科学设计的不同节奏的声音组成，而这些音节模仿孕妈妈的心跳声并随着孕期的增加，节拍逐渐加快，胎儿可非常清晰地听到这些有节奏感的声音，同时，将听到的来自"Baby Puls"的声音与来自妈妈的声音加以区别。由"Baby Puls"发出的声音尽管对成年人来说是单调乏味的，但它的节拍随着孕期的不同而相应地产生微妙变化，对胎儿的大脑发育非常有利。

最初"Baby Puls"的搏动频率为每秒1次（1赫兹），

这与孕妈妈的心跳频率和新生儿的脑波频率（1～2 赫兹）非常接近。这种搏动的声音传递到胎儿耳中，会使胎儿听到与妈妈体内动脉血液流经子宫时非常相似的声音。

随着模拟声音节拍速度的加快（每周进行一次频率调整）胎儿会将这种声音与他所听到的周围背景“噪音”，比如：妈妈的呼吸心跳、胎盘血流、静脉血流声等进行对比，从而辨认节拍的变化。

模拟音节拍的加速，能促使胎儿不得不提高大脑抓取和处理这些声音信号的速度，以便将其与其他背景“噪音”进行比较，这就自然激励了胎儿脑神经网络和大脑记忆库的发育。

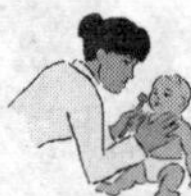

性爱与胎教

对于孕期的性爱问题，古今中外的专业人士一直争论不休。《产孕集》说：“怀孕之后，首忌交合。”而现代医生认为，大部分身体健康的孕妈妈可以继续拥有性生活，特别是孕中期，女性雌激素分泌量增加，阴道润滑，性欲较高，此时会更容易达到高潮。在英国，医生们更认为孕期性生活可以使孕妈妈放松心情，能更自信地应对孕期的不适症状。有的医生甚至认为孕期性爱对母婴有益，原因是母亲高潮时的子宫收缩是对腹中宝宝的最好抚慰。

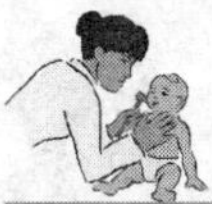

斯塞迪克胎教的奇迹

美国俄亥俄州有一对传奇的斯塞迪克夫妇，他们的4个女儿智商均达到160以上。他们将这一“奇迹”归功于胎教。他们用如下方法：

（1）经常用悦耳、快乐的声音唱歌给胎儿听。

（2）多播放旋律优美、节奏明快的音乐或歌曲，将幸福与爱的感觉传递给胎儿。

（3）随时与胎儿交谈，从早上到晚上就寝的一切事情，一天里在做着什么，想着什么，都可以跟胎儿说。例如早上起床，跟胎儿说早安，告诉他现在是上午，将当天的天气告诉胎儿。

（4）念故事给胎儿听，念图书给胎儿听时，自己必须先了解故事的内容，然后用丰富的想象力，把故事说给胎儿听。说故事时，声调要富感情，不可单调乏味。

（5）多外出散步，增长见识。散步时，无论看到什么，如车辆、商品、行人、植物，都可以将它们变成有趣的话题，细致地描绘给胎儿听。

（6）等宝宝出生以后，最好把胎教所用过的东西，放在婴儿的面前，如此一来，婴儿会慢慢回忆起以前学过的东西。

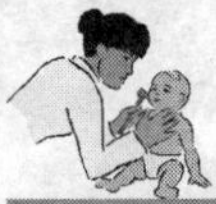

凡德卡胎教语言训练

据说，受过美国凡德卡胎教学校语言训练的胎儿是很神奇的，在出生时大脑中约记有50个单词，有些胎儿在出生两周后就说“哦哦”、“爸爸”等。

用父母充满爱的讲话声刺激胎儿的听觉和语言中枢神经，可使胎儿的语言中枢神经、大脑发育得早，发育得快，发育得好。

培养胎儿语言能力的捷径，便是在胎儿期对宝宝进行语言诱导。这种诱导包括两个方面的内容：日常性的语言诱导和系统性的语言诱导。

日常性的语言诱导，指的是父母经常对胎儿讲一些日常用语；系统性的语言诱导，指的是有选择、有层次地给胎儿听一些简易的儿歌等。

对胎儿日常性语言的诱导比较简单，通常可以在轻松愉快的环境中，对胎儿进行讲述。胎儿一般来说比较喜欢这种形式，能用似乎“陶醉”了的轻松摇晃动作来表达他的满意。胎儿特别喜欢父亲低沉、宽厚的声音。

父母与胎儿讲话，不仅能够增加夫妻间的恩爱，共同享受天伦之乐的同时，还能将父母的爱传达给胎儿，对于胎儿的情感发育也很有好处。

孕妈妈精神生活上的安慰和指导

常言道："爱子爱妻。"这话是有道理的。胎教的作用已被国内外学者所肯定。孕妈妈的情绪对胎儿的发育影响很大。

妻子怀孕后，除继续担任她原来的工作、学习、家庭、社交等日常事务外，又增加了一份培育新生命的任务，担负起两个生物体的重担。无疑她在精神上、心理上、生理上、体力与体态上都将发生很大的变化。

如果孕妈妈在妊娠期间情绪低落、高度不安，孩子出生后即使没有畸形，也会发生喂养困难、智力低下、个性怪癖、容易激动和活动过度等等问题。所以，丈夫应加倍关心爱护体贴妻子，让妻子体会家庭的温暖，避免妻子有愤怒、惊吓、恐惧、忧伤、焦虑等不良情绪的刺激，保证妻子能心情愉快，精力充沛地度过孕期。同时，还应注意叮嘱妻子左侧卧位，避免强烈振动和噪声，防止引起胎儿唇裂、腭裂等。

另外，丈夫还应主动承担家务，协助妻子做好围产期保健，避免感冒及风疹等疾病，以免引起胎儿畸形。

孕妈妈的得力助手

胎宝宝最喜欢准爸爸的抚摸和声音，所以在整个抚摸胎教的过程中，准爸爸一定要参与进来。

准爸爸应经常隔着肚皮轻轻地抚摸胎宝宝，并协助孕妈妈让胎宝宝进行一些宫内运动，最好是一边抚摸一边与胎宝宝说话，同时告诉宝宝是爸爸在抚摸他。

准爸爸还可以加入到亲子游戏中，一家人一起玩游戏，一定会乐趣无穷，也会让胎宝宝充分地感受到家的温馨。

准爸爸要创造胎教的有益环境

孕妈妈所处的环境应力求安静舒适，不宜经常有强烈的噪音刺激。

光线要明亮柔和，搞好室内外卫生，防止感染疾病，防止烟雾污染，戒烟忌酒，节制房事。提醒妻子注意劳逸结合，适当做些家务和必要活动，切不可偏激而过度保护，那么则弊多于利。

母子之间的调解员

当胎宝宝的活动过于激烈让孕妈妈感觉有些难以忍受时，准爸爸可一边隔着肚皮轻抚胎宝宝，一边温和地说："乖宝宝，爸爸和你商量个事儿，小腿踢得轻点，好吗？妈妈感觉有些吃不消了。"不可不信哦，这个时候让准爸爸出面调解沟通一下，特别管用。

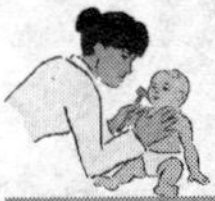

孕妈妈的营养管理员

在妊娠期间，给予妻子合理的营养，如果在胎儿形成的关键时期（妊娠早期及中期）缺乏营养，会威胁胎儿的正常发育，尤其对脑的发育影响最大，还常常会引起流产、早产、死胎、畸形。大多数孕妈妈有妊娠反应，丈夫应鼓励妻子克服恶心呕吐等反应，坚持进食，做到少食多餐，饮食以避油腻、易消化为原则，尽量选富含蛋白质、碳水化合物、维生素的食物，如牛奶、豆浆、蛋类、蔬菜、水果等。呕吐剧烈时应注意补充维生素 B_1、B_6，必要时静脉输液。妊娠中期，胎儿生长发育加快，不仅需要给予充足营养，还要多饮水，并增加含维生素多的食物，保持大便通畅。

第五章　婴幼儿科学喂养知识

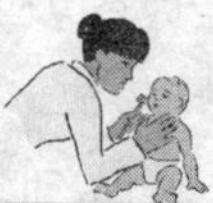

儿童营养健康十忌

儿童营养健康有十忌：

（1）忌发胖。肥胖对儿童发育不利，易造成弓形腿与平足。

（2）忌偏食。偏食会营养不良，不利于智力发育。

（3）忌暴食。暴食将造成消化不良。

（4）忌骂食。孩子在吃饭时挨骂，会造成儿童心情郁闷，消化不良，影响食欲。

（5）忌多糖。易引起蛀牙和肥胖。睡觉前不能吃糖。

（6）忌过咸。吃过咸食物易引起高血压。

（7）忌刺激。大人不要讲有刺激、恐怖的故事，更不要让孩子看这类电视或电影，以免影响孩子的正常心理发育。

（8）忌揉眼。常揉眼易发生眼疾。

（9）忌挖耳。以免引起耳疾。

（10）忌蒙头睡。以免呼吸不畅，且气体污浊。

母亲感冒时能否给婴儿喂奶

患感冒或其他的疾病时，可以继续喂奶。不过母亲在喂奶时要戴好口罩，不要朝着婴儿打喷嚏。同时不要服用对婴儿有影响的药物，在服药之前最好看看有关书籍，或向医生请教。

孩子不能吃母乳时，用什么喂养

现在可选择的食物种类较多，除牛奶外，还有许多种品牌的奶粉、米粉等。如能选择优良乳品或代乳品，调配恰当，注意卫生，还是能满足婴儿的营养需要的。

（1）牛奶。牛奶中蛋白质含量高，但以酪蛋白为主，其富含饱和脂肪酸而不饱和脂肪酸较少，脂肪球较大，又无脂肪酶，也较难吸收。牛奶含锌、铜、乳糖量及维生素C、维生素D、维生素E的含量较少，虽含铁与母乳相似，但吸收率仅为母乳的1/10。所以，喂牛奶时，需加糖5%～10%，采用煮沸等方法，以利于婴儿的消化吸收。单纯喂牛奶者，需注意补充铁质及维生素D。

（2）奶粉。现在市场上销售的各种婴儿奶粉，是在牛奶的基础上经过加工，加入了婴儿必需的维生素及钙、铁等矿物质，已达到或接近母乳的程度，且不同月龄的婴儿奶粉有不同的配方，适合喂养婴儿。在食用时，加水稀释即可，无需煮沸，比较方便，可根据情况适当选用。

（3）米粉。米糕和米粉的主要成分是淀粉，而蛋白质、脂肪的含量较少，不适于单独喂养婴儿，只能作为辅食代替粥或面糊。

如果长期单独用米糕和米粉喂养，则可引起婴儿营养不良。

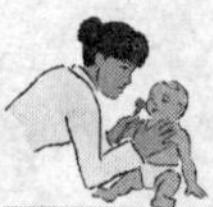

人工喂养时奶量如何掌握

孩子不能食物母乳，而全部以代乳品喂养，称为人工喂养。喂奶量的多少，传统的方法是根据孩子的体重来计算，一般每天每千克体重需加糖牛奶 100～120 毫升，算出总量后，等分 5～6 次。用 1 份奶粉加 4 份水制成的奶汁计算方法同上。

但每个婴儿的需要量不一，个体差别也较大。现在的观点是配制好的牛奶或奶粉应让孩子每次都吃饱，不要限制其摄入量，以防影响其生长发育。

但每日总量不要超过 1000 毫升，若每日需喂牛奶达 1000 毫升仍不能吃饱时，则说明需要给孩子加食其他辅食。用新鲜的纯牛奶喂养 1 个月以内的新生儿时，可适当加水稀释（3 份牛奶加 1 份水），冲调奶粉时适当加大水的比例，有利于婴儿的消化吸收。市场上销售的消毒牛奶，则不必稀释。

日常要给孩子多喝水

婴儿越小，体内水分的含量就越高，婴儿体内的水分占体重的70%~75%，由于婴儿生长发育旺盛，肾脏对水的吸收能力又较差，所以，需要的水分也较成人明显要多，每天消耗水分约占体重的10%～15%。

一般每千克体重每日需水量：0～1岁为120~160毫升，1~2岁为120~150毫升，2~3岁为110～140毫升。这些水来源于直接饮用水及食物中的水分，还有一部分食物在体内代谢时可产生水。如一个1岁体重为10千克的婴儿，每天需要的总水量大约在1200～1500毫升。每天喂母乳2~3次可获得水分400~500毫升，牛奶1次250毫升。

另外，还可饮用白开水、自制的果汁。当然孩子喝水要灵活掌握，天热出汗多或孩子活动量大时，就应多喝些水。总之，要给孩子多喝水，否则，会影响食物的消化吸收，使孩子疲倦无力。

母乳是婴儿最合适的食物

母乳中不仅各种营养素的含量高，而且各种营养素的比例搭配适宜，因此对婴儿来说，它的营养价值高于其他代乳品。

母乳中的蛋白质以乳清蛋白为主，乳清蛋白易被婴儿吸收。乳铁蛋白也是母乳中特有的蛋白质，它能与需要铁的细菌争夺铁，从而抑制肠道中的某些依赖铁生存的细菌，防止发生腹泻。母乳中的乳糖在消化道中经微生物作用可以生成乳酸，对婴儿的消化道亦起到调节和保护作用。母乳中的脂肪颗粒小，含不饱和脂肪酸多，均有利于消化吸收。母乳中钙、磷含量虽不高，但比例适合于吸收，因此母乳喂养发生缺钙的情况较人工喂养时少。母乳中多种抗感染因子，使得母乳喂养的婴儿抵抗力强，呼吸道及消化道感染明显低于人工喂养儿。母乳中还含有丰富的牛磺酸，对婴儿脑神经系统发育起着重要作用。母乳近乎无菌，而且卫生、方便、经济。特别是产后两天分泌的初乳，特别适合新生婴儿的需要。

因此母乳是最好的天然食品，应大力提倡母乳喂养。

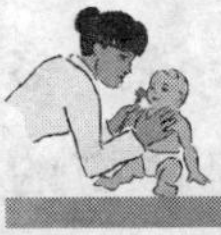

母乳喂养好处多

从出生开始，除特殊情况外，母乳喂养最少应坚持 4 个月，最好能喂到 8 个月，而后逐步断奶。

母乳，在胃中的凝乳酶和胃酸作用下，会变成固态蛋白质，称之为凝乳。母乳蛋白质中以乳蛋白素为主，而牛乳则以酪蛋白素为主。乳蛋白素和酪蛋白素相比，乳蛋白素的凝乳成分多，而且较柔软，所以宝宝比较容易吸收、消化。最近婴儿奶粉也努力使凝乳软化，称之为柔软凝乳。

母乳所含钙和磷之类的无机质较牛奶少。但是钙质的利用效率高，只要母亲本身摄取均衡饮食即可。相反的，无机质太多，反而会对未成熟的肾脏造成负担。

宝宝体重增加速度很快，母乳分泌量常会不够。但是母乳的蛋白质、脂肪质、糖质等成分，会随着宝宝日龄、月龄的不同而有所变化，因此饮用比例对体重增加有正面效果。而且即使只是一次的哺乳，味道和风味都有复杂的变化，可使宝宝认识食物风味，知道何时用餐完毕，并促进食欲控制中枢发育。

母乳喂养，主要有如下好处：

1. 初乳含有丰富的免疫物质

母乳根据分泌时期的不同，其成分亦有所改变。可将之区别为初乳和成乳。

一般说来，分娩后5日内所分泌的乳汁称为“初乳”，6～14天所分泌的乳汁乃是即将转化为成乳的“移行乳”，15天以后所分泌的乳汁就是“成乳”。在短短5天内所分泌的初乳，具有相当重要的意义。

初乳为黄白色、有粘汁，还有特有的味道和香味。和成乳相比，初乳含有更多的蛋白质、脂质、无机质，而糖质较少。能量也高，宝宝只需喝一点点就有很多营养。

更值得一提的是，初乳中还含有免疫因子。

100毫升初乳中含有2～4克的分泌型免疫球蛋白A，

称为“S～IgA”。也就是对抗破伤风菌、百日咳菌、赤痢菌、大肠菌等病原菌和麻疹、流行性感冒等病毒的抗体。母亲在怀孕期间所储存的各种疾病抗体皆由乳汁转达给宝宝。即使母亲四周有致病因子，但只要母亲有抗体，宝宝就不易被传染。

2. 吃母乳的婴儿不易生病

以母乳哺育的宝宝比起以婴儿奶粉哺育的宝宝，病症感染率和死亡率较低。因为母乳在母体内为无菌状态，通过乳房直接给宝宝食用，所以病菌不易侵入。

人类的肠道内有帮助食物纤维消化的常在细菌丛。常在细菌丛包括平衡乳酸菌或大肠菌等细菌，对身体并无害处。

宝宝在妈妈的体内是以无菌状态存在的，一旦生出妈妈体内，就染上各种细菌。“拉克托弗林”“里梭奇姆”等常在细菌丛的平衡，在早期就在体内建立。一旦常在细菌丛确立后，就能抵抗病原微生物。

3. 母乳育儿对母体有好处

宝宝吸吮乳头的刺激，可促使母亲脑下垂体分泌催产素激素。这类激素可使乳房肌肉收缩。在乳汁射出动作的同时，可使子宫收缩、胎盘产后迅速排出、促使产后子宫恢复原状，并减少生产后的出血量。总之，可促进、加速母体产后的复原。

持续以母乳喂养的话，生产后的不怀孕期会拉长。

在怀孕期间，母亲体重会增加 11～12 千克左右。当然其中也包含宝宝的体重，而羊水、胎盘等保护胎儿的物体也占大部分。等宝宝出生后，母体体重会减轻。但是为了母乳哺育，必须在怀孕期间储存必备营养，因此母亲无法恢复至原有体重。

然而在母乳哺育期间，就可将多余体重减轻，所以不必担心会过胖。在哺乳期间须耗费体力，刚开始约一天消耗 250 千焦，3 个月后每天消耗 4 183 千焦。这样，多余的体重不是很容易减掉吗？

此外还有许多优点。据统计，有生产经验或母乳哺育经验的女性，患癌比例比没有这些经验者低很多。这可能与妊娠、分娩时期的激素调节有关。

4. 母乳哺养对婴儿双颚与牙齿发育的帮助

当宝宝喝母乳时，必须以舌头两侧包住母亲的乳头，而呈真空状态，使用上下颚来振动乳房内侧而吸吮母乳。如此的哺乳形态可帮助颚骨发育，并对齿列、齿质有良好影响。

5. 母乳的味道会改变

即使是同一次的授乳，在开始吸吮时和吸吮结束时的味道也会有所不同。刚开始味道很淡，但不久脂肪量增多使味道改变，既可满足宝宝的饱腹感，又可抑制食欲。

若以婴儿奶粉代替的话，刚开始以浓度淡的牛奶喂食，但是当宝宝专心喝奶时，绝不可以打断而让他喝下脂肪含量多的牛奶。所以宝宝无法获得口味改变的经验。但因为授乳时间只有 20 分钟而已，就算想分段慢慢地改变口味也不可能。

6. 母乳可保护过敏症婴儿

才出生没几天的婴儿，肠管黏膜并非十分发达，其透过性高。在这个时候若以婴儿奶粉哺乳，牛乳内的异种蛋白会被身体吸收而进入血液内，并刺激免疫系统，容易引起过敏性疾病。

宝宝喝过牛乳或以牛乳制成的婴儿牛奶之后有时会出现出疹、下痢、呕吐等症状。

母乳中，尤其是初乳中含有多量的免疫因子，其特征就是有很多的特殊分泌型 IgA 免疫球蛋白。初乳可以说就是 IgA 溶液。分泌型 IgA 对于各种细菌或病毒有抗体活性，并附着于肠管表面，抵御入侵的细菌或病毒。

更重要的是，母乳中的分泌型 IgA 抗体中也含有对抗过敏原抗体。这些抗体对易引起过敏的过敏原会产生反应，禁止这些物质通过肠管黏膜进入血液中。而且即使这些物质进入了，少量的分泌型 IgA 可以抵抗过敏原。

若是特异反应体质的话，因分泌型 IgA 含量低，所以异种物质容易通过肠管而进入血液中，而引起过敏。

此外初乳还有一个重要功能，为了不使各种抗原入侵肠壁内，初乳中还含有促进肠管黏膜上皮构造和机能发达的上皮成长因子。

有过敏家族史或特异反应体质的小孩，最好以母乳哺育。

7. 不必担心母乳过敏

因母乳中分泌出过敏原而导致母乳过敏症的现象是少之又少。若母亲吃进引起过敏的食物，宝宝也有可能会出现湿疹、尿布疹、下痢、呕吐等现象。但是很多医生不认为母乳中的过敏原会引起过敏。

所以只要妈妈最好不吃过敏性食物而牛乳等乳制品最好停止食用。

但是若过于限制饮食，拒吃所有的牛乳、大豆等食物的话，容易导致营养失调或贫血。严重的话会有神经衰弱，那么无法做好育儿工作。

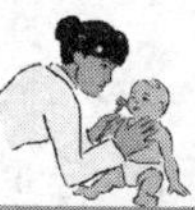

母乳育儿是建立母子关系的重要桥梁

妊娠期间靠着脐带连系母子一体关系，但一旦分娩就失去这种联系了，于是就必须重新建立母子关系。

若小羊一出生后就离开母羊，往后就是母羊站在小羊面前也认不出母羊。离开的时间愈久，这种倾向愈明显。在人类调查实验中结果也是一样。分娩后有肌肤亲近者，以及常爱抚与注视宝宝的话，宝宝的眷恋心态会更强烈。但是人类是知性动物，无需特意为之。

母子眷恋关系受文化的影响，而且需要长时间建立。这种关系还会影响到宝宝未来人格的发展，所以别太心急，做好初期的良好接触关系才重要。

在尚未跟宝宝建立和谐关系前，哺乳次数绝不可减少，母乳喂养比起肌肤相亲更容易建立起良好关系。经过多次接触可把握宝宝状态。

所以“母乳哺育”是天然的母子接触桥梁。

母乳喂养应注意的事项：

（1）孩子出生后1～2小时内，妈妈就要做好抱婴准备。

（2）掌握正确的哺乳姿势。让孩子把乳头乳晕的部分含在口中，孩子吃起来很香甜，孩子吃奶姿势正确，也可防止乳头皲裂和不适当的供乳。

（3）纯母乳喂养。除母乳外不添加任何食品，包括不用喂水，孩子什么时候饿了什么时候吃，纯母乳喂哺最好坚持6个月。

（4）孩子出生后2～7天内，喂奶次数频繁，以后通常每日喂8～12次。

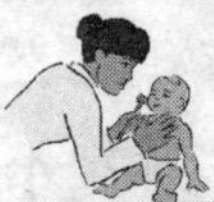

须知药物影响哺乳

1. 影响泌乳药物

（1）生物碱代谢药可影响泌乳素的产生，从而抑制泌乳。

（2）止痛药。如可待因、安乃近应避免使用，因为这些药可通过乳汁分泌出来。可选择扑热息痛。

（3）镇静药。如母亲用了安定、巴比妥酸盐等药后可影响泌乳。

2. 不宜使用的药物

如必须用时，就要考虑停止哺乳的药物。金钢烷胺、抗癌药物、溴化物、水滴录、放射性同位素等。

母乳足不足如何判断

妈妈总是担心自己的宝贝吃不够奶水，那么如何判断自己的奶水宝宝能够吃饱呢?

以下是妈妈奶水不足的种种情况：

（1）母亲感觉乳房空；

（2）宝宝吃奶时间长，用力吸吮却听不到连续的吞咽声，有时突然放开奶头啼哭不止。

（3）宝宝睡不香甜，出现吃完奶不久就哭闹，来回转头寻找奶头。

（4）宝宝大小便次数少，量也少。

（5）体重不增加或增加缓慢。

如果出现上述情况，妈妈就要认真确认，自己的奶水若无法满足宝宝的成长需要，就必须考虑奶粉喂养了。

大多数自认为“没有奶”的母亲并非真正母乳不足，应及时查明原因，排除障碍，并采取积极的催奶方法，千万不要轻易放弃母乳喂养。

煮牛奶的时间不能过长

有的母亲认为煮牛奶的时间越长越好，这样可以消毒得更彻底，更容易消化吸收。其实不然，牛奶含有丰富的蛋白质，加热时，呈液态的蛋白质微粒会发生很大变化。当牛奶温度达到 60℃～62℃时，就会出现轻微的脱水现象，并出现沉淀。

牛奶中还含有一种非常不稳定的磷酸盐，加热时也会以不溶物质形式形成沉淀。当牛奶加热至 100℃左右时，牛奶中的乳糖开始分解，使牛奶带有褐色，同时还会生成少量的甲酸，使牛奶带有酸味。最好的煮沸方法是采用“巴氏消毒法”，把牛奶加温至 61.1℃～62.8℃之间煮 30 分钟，或加温至 71.7℃煮 30 分钟，这样就可以把细菌杀死。如无法控制以上温度，也可以将牛奶烧开后开盖 1～2 分钟，但千万不能煮沸时间过长。

双胞胎宝宝喂养的方法

绝大多数双胞胎不是足月分娩的，宫内发育不成熟。双胞胎的胃容小，消化能力差，宜采用少食多餐的喂养方法。

双胞胎出生后 12 小时，就应喂哺 50％的糖水 25～50 克。这是因为双胞胎体内不像单胎足月婴儿有那么多的糖原贮备，若饥饿时间过长，可能会发生低血糖，影响大脑的发育，甚至危及生命。

第 2 个 12 小时内可喂 1～3 次母乳。此后，体重不足 1500 克的新生儿，每两小时喂奶一次，每 24 小时喂

12次；体重1500～2000克的新生儿，夜间可减少2次，每24小时喂10次；体重2000克以上的新生儿，每24小时喂8次，每3小时1次。采用这种喂哺法，是因为双胞胎儿个子瘦而轻，热量散失较多，热量需要按体重计算比单胎足月儿为多，每天每千克体重需35～36千焦热量。

若无母乳或母乳不够，可用牛奶和水配成1∶1或2∶1的稀释奶，再加5%的糖喂养。奶量和浓度可随孩子情况和月龄的增加而逐步调整。在双胞胎出生的第2个月起应补充鲜桔汁、菜汁、钙片、鱼肝油等。从第5个月起应增添含铁丰富的食物如肝泥糊、宝宝福等。但一次喂入量不宜多，以免引起消化不良，导致腹泻。

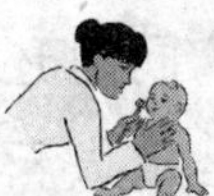

注意给孩子及时添加辅食

随着婴儿的成长，单靠母乳喂养已不能完全满足其生长发育的正常需要。因此，及时添加辅食便成为确保孩子智力和体格发育，继续得以健康成长的关键因素之一。

一般而言，从生后第1个月内就应当添加浓缩鱼肝油滴剂（补充维生素D）；随着年龄的增长，逐步添加不同的辅食；到周岁时，每天应有三顿主辅食和两餐牛奶。

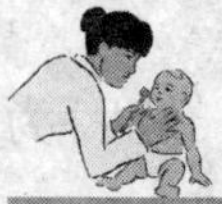

平衡膳食，确保孩子所需营养

人的食物必须含有六大营养物质，就是蛋白质、脂肪、糖类、矿物质、维生素和水。各种营养素的供给，越接近小儿生长发育的需要越好，这样的膳食就是平衡膳食。没有任何一种食物含有人体所需要的全部营养素。

谁都认为奶类好，但其中缺乏铁；蛋类营养价值优良，但缺乏糖类和维生素C。因而，我们提倡让孩子吃多种多样的食物，目的就是为了使他们得到均衡的营养素。

但要注意各种食物中的营养素要分配得当，同时还要适合各年龄组小儿消化系统的特点。蛋白质是六大营养素中最重要的一类，是人体组织细胞和体液的主要成分。如果蛋白质供给得多，糖类供给得少时，则热量不足，这时蛋白质也不能很好地被吸收。所以，必须为小儿安排平衡膳食。

为达到这个目的，对婴儿来说关键还是要按时添加不同的辅食，在允许的范围内经常更换辅食的品种；对幼儿和4～6岁儿童来说，就应当按营养成分制订每周食谱，力求主食和辅食经常变换花样，以达到平衡膳食，确保孩子的营养需要。

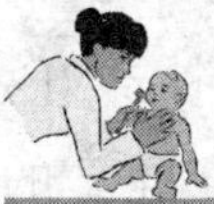

妥善选择强化食品

如今，市场上强化食品的种类较多，为了及时给孩子增添营养，不少家长比较喜欢选购强化食品。选购强化食品的目的是：

（1）弥补天然食物的缺乏和不足。

（2）弥补食物在制作或贮藏过程中所损失的营养素，因而加入一定营养素，使其恢复原来应有的水平。

（3）通过强化使某些营养素的含量超过正常水平，可以达到用少量即可满足需求的目的。也可使某种食物的营养价值更为完善，如婴儿奶粉可用多种维生素强化。

（4）通过强化可以获得营养平衡，提高吸收率。

总之，为儿童选择强化食品的目的，是为了保证小儿各个生长发育阶段得到全面合理的营养。选择强化食品的标准，首要的是当儿童缺乏某种营养素时再进行强化。

这主要依据膳食调查，并通过体格检查来确定有无营养缺乏病。即使存在问题，首先应考虑改善膳食安排，提高食物的总摄入量，以解决营养素缺乏，绝对不能单纯依靠营养强化来供给营养素，必要时可在改变膳食安排的基础上，有计划地改善营养。总之，选择强化食品一定要有针对性，最主要的是合理安排膳食，使小儿吃好每顿饭。

但是，有的家长担心孩子身体不好，一心想给孩子补养补养。当他们从广告上看到介绍什么补品、补药好，就给孩子吃什么，或者看到别人的孩子吃，也给自己的孩子吃，这是不妥当的。

人体在营养不缺乏时补充营养物质，是不会被吸收的，并不是吃的“营养”越多越好，何况有些强化食品还可能给孩子带来不良的影响。因此，吃强化食品要慎之又慎，一定要有针对性，最好能向医师咨询，千万不可滥吃。

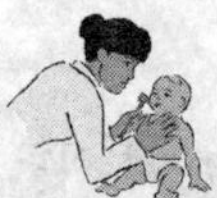

学龄儿童不吃早餐危害大

现在一般父母大多为双职工。有些家长因工作忙，没有更多的时间关心孩子的早餐，给孩子一点钱，打发他们出去随便买点食品，或是拿块干粮边走边吃。长期如此孩子的身体健康会受到影响。

儿童的身体器官还没有发育成熟，消化能力弱，肝脏和肌肉中贮存的糖原不多，体内碳水化合物相对较少。再加上孩子的活泼好动，消耗大，学龄儿童还要承担较多的学习任务，如果不吃早餐，热量供应不足，就容易饥饿疲劳，到上午第四节课就没有精神了，表现为困倦、注意力不集中，严重的，还可出现暂时性低血糖、头晕、昏迷。所以，学龄儿童不宜不吃早餐。家长在安排早餐时，尽量让孩子吃饱吃好，既要有主食，还要尽量有鸡蛋、牛奶之类的食物，其热量最好占全天的1/3。

不可强行纠正孩子的偏食

儿科专家的一项调查发现，大多数孩子在一定时期内均有不同程度的偏食。但是，随着年龄的增长，当孩子进入一定阶段后，大多数的孩子会把本来很讨厌的食物痛痛快快地吃下去，而不需要家长强行纠正。所以，医学专家提醒人们：对孩子偏食的不良饮食习惯，应有科学的认识，只要是不严重到影响孩子们的生长发育，就不必强行纠正。否则，会加重孩子的心理负担，甚至产生对抗情绪。

可以运用食物互补的方法来纠正因偏食所造成的某种营养素的摄入不足。如对不吃绿叶蔬菜的孩子，可以让他多吃些豆类、水果和猪肝等食物来弥补其不足；对于拒食动物性蛋白质的孩子，可以让孩子多吃些豆类等的植物性蛋白质以及根茎类、薯类和蔬菜等等。总之，对孩子的偏食不可强行纠正，只能诱导，让他们自行纠正。

父母嚼后喂给婴儿食物不好

有的家长怕孩子嚼不烂食物，吃下去不好消化，就自己先嚼烂后，再给孩子吃。有的嘴对嘴喂，也有的用手指头把嚼烂的食物，抹在孩子的嘴里，这样做是很不卫生的。

因为大人的口腔里，常带有病菌及病毒，很容易使孩子传染上疾病。所以，孩子不会嚼或不能嚼烂的食物，最好切碎、煮烂，用小匙喂给孩子吃。1 岁半以后就可让他自己学着吃，这样不仅卫生，还可培养孩子独立生活的能力。

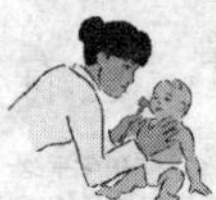

儿童多嚼干鱼片不好

据测定，儿童每吃一包鱼片的咀嚼次数达上百次，如吃得多，可达上千次、上万次。这异常增多的咀嚼不仅浪费大量对人体有益的唾液，还会影响正常的胃肠功能，影响食物的消化。因为咽下大量的唾液会稀释胃液，降低胃的消化能力，使儿童产生呃逆、胃疼、恶心、呕吐等消化不良症状。此外，在饭后干嚼鱼片能使胃蠕动加强，加速胃中的食物的排空。这样，食物在胃内搅拌、磨碎不够充分，化学性消化不够彻底，必然给十二指肠、小肠增加负担，容易造成后段肠管功能紊乱，使儿童出现腹泻、粪便过多等症状。

异常的咀嚼、大量的唾液内酸碱度的变化还会使牙齿的珐琅质受损。更值得警惕的是鱼片在腌制过程中有致癌物亚硝胺产生。所以，为了孩子的健康，家长要少给孩子吃鱼片，以防不利影响。

不能随便给孩子吃钙粉

老人的总怕宝宝营养不够，有的老人有事没事经常给宝宝喝钙粉水。假如孩子缺钙的话，应当到医院去检查，医生会根据婴儿缺钙的程度，给孩子服用鱼肝油或注射维生素 D_2、D_3。婴儿只要每天吃一只鸡蛋就足以补充钙质，但是食物中的钙质不易被孩子吸收，鱼肝油和维生素D的作用，是帮助吸收钙质。有的老人一听说孩子缺钙，就给孩子吃钙粉，这不但不能改变孩子缺钙的状况，反而会引起别的病症。因为钙粉和牛奶会结成不易消化的奶块，使孩子的肠功能紊乱，引起食欲不振等不良后果。

儿童长期服用葡萄糖不好

葡萄糖是一种常用的营养药物，医生常用它来补充病人体内的能量不足。

在日常生活中，不少家长也认为葡萄糖营养丰富，把它当做儿童的滋补剂，不论孩子是吃牛奶，还是喝开水，都用葡萄糖来代替白砂糖。其实这种做法既不经济，又有损儿童的健康。除葡萄糖外，人体所摄入的各种糖类并不是都能被直接吸收利用的，无论哪一种糖都必须在体内转变为葡萄糖后才能被吸收。白砂糖是一种由两个单糖缩合而成的双糖，当人体摄入这类双糖食物后，肠道消化液中的双糖酶就能将双糖消化和水解为葡萄糖和果糖。葡萄糖不必经过消化，直接就可以被吸收而进入血液。所以，当人体急需糖的时候，喝一杯葡萄糖水，就能很快地被吸收利用。但是，正常的人体，其胃肠道消化一定量的白砂糖也很容易，吸收也很快，所以，完全不必用葡萄糖来代替砂糖。相反，若长期给儿童食用葡萄糖，往往会导致正常消化机能的退化，使肠道正常分泌的双糖酶和其他消化酶的机能发生废用性退化，并会影响儿童对其他食物的消化和吸收。所以，只要儿童消化功能健全，就不必用葡萄糖来代替白砂糖。

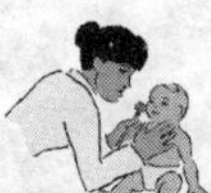

“着色”食物儿童不宜多吃

“着色”食品一般是指掺进合成色素的食物。现代医学认为，小儿摄入少量食用染料，虽然不会立即引起临床可见的不良反应，但对机体却可产生一系列的影响。由于婴幼儿的身体发育尚未完善，肝脏的解毒功能和肾脏的排泄功能较低，因而对这些物质不能像成年人那样及时排出体外，所以很易在体内积蓄，并导致慢性中毒。主要症状有。腹痛、腹胀、消化不良和瘦弱等。此外，合成色素还能消耗人体内的解毒物质，干扰体内的正常代谢反应，从而妨碍婴幼儿身体和智力的发育。国外不少专家发现，婴幼儿过多食用色素，不但会妨碍神经系统的冲动传导，而且易患多动症。同时，上述物质还是癌症的潜在诱因。所以，应尽量不让或少让婴幼儿吃“着色”食品。

第六章 6岁前儿童的优育知识

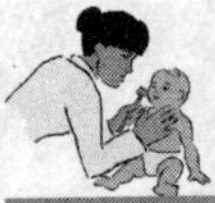

做好儿童每一阶段的体格发育监测

6岁前是人的一生中体格发育最重要的阶段。儿童的体格发育对成年后的影响很大。

因此，家长对孩子的生长发育应予以足够的重视。孩子定期的体格检查是发现生长发育是否正常的重要手段。如果不正常，就应从他的营养、所在环境、生活方式和有无慢性病等方面进行查找，如果发现问题应及时加以纠正。

由于儿童处于旺盛的新陈代谢和快速生长阶段，其身体形态和各部分比例的变化较大，所以其生长发育有自身的规律。因此，了解并准确地评价其每一阶段生长发育情况，对评价孩子的健康状况无疑是非常重要的。

1. 监测的时间

（1）婴儿期最好每1～2个月进行一次全面检查。

（2）幼儿期最好每3～4个月进行一次全面检查。

（3）4～6岁最好每半年进行一次全面检查。

2. 监测的内容

一般常用的指标有身长、体重、胸围、头围、前囟、牙齿、皮下脂肪等。必要时还可以检查血压、脉搏、肺活量及相应生化指标。

3. 测查及评价的方法

家长应将检查结果进行详细记录，以便进行动态比较。

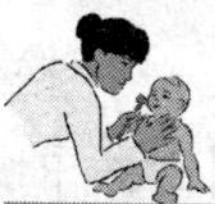

新生儿的体格

足月的婴儿经过40周的孕期，方才出生。此时，婴儿的平均体重约为3000克左右，一般男婴比女婴略重一些。出生后一周常会有体重减轻的现象，这是暂时的，10天内即可恢复，称之为生理性体重下降。

新生儿的其余生理指标分别为：

平均身长约为49～50厘米，男婴比女婴略微长一些；

男婴头围约为34.4厘米，女婴头围约为34.01厘米；

男婴胸围约为32.65厘米，女婴胸围约为32.57厘米。

新生儿的头顶前中央的囟门呈长菱形，开放而平坦，有时可见搏动。父母应注意保护其囟门，不要让它受到碰撞。大约1岁以后它会慢慢闭合。

小宝宝腹部柔软，较膨隆。全身皮肤柔软、红润，表面有少量胎脂，皮下脂肪较丰满。双手握拳，四肢短小，并向体内弯曲。有些婴儿出生后会有双足内翻，两臂轻度外转等现象，这是正常的，大多满月后缓解，双足内翻大约3个月后就会缓解。

新生儿的呼吸浅表且不规律，以腹式呼吸为主。约每分钟40～45次，有时会有片刻暂停。心率比成人快，每分钟为90～160次。

新生儿出生当天，就开始有大小便了。最初的大便是黑绿色的，粘稠、发亮，这是胎粪，以后很快变为黄色便。如果出生后24小时仍无胎粪排出，应作进一步检查。小便第一天约4～5次，以后逐渐增多；1周左右时每天排尿10～20次。

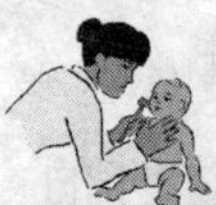

出生一个月内婴儿的特点

此一阶段婴儿的个体差异逐渐明显。

有的婴儿非常老实，就如同没有他存在似的。这类婴儿睡眠很长，肚子不十分饿就不会醒，当肚子饿了就会咕噜咕噜地吃奶。若吃母奶就会把两侧的母乳全部吃空，若喝牛奶也能轻松地吃掉120毫升。吃完就要小便，当给他换尿布时就会显得很高兴，然后又不知不觉地睡着了。一般在夜里2点和5点钟左右的时候会各醒1次，当换好尿布喂完奶后，又会马上睡着。每天大便1次。

像上述这种“个性”老实的婴儿是很少的，一般的婴儿都不会这样安静。婴儿对外界的刺激很敏感，有的婴儿往往会闹得厉害，会成为爱哭的婴儿，有一点声音马上就醒了。醒来后如果尿布湿了就大声啼哭，表现出不高兴。即使换了尿布，如果肚子饿了也会哭个不停。对这种婴儿若喂以母乳，当吃了5～7分钟后，饥饿感一消失就不再吃奶。这时如果硬把奶头塞进他嘴里，他就会像生气似的把好容易吃进去的奶全部吐出来。待过了10分钟后，又会因肚子饿了而啼哭，只有再吃5～6分钟的奶才能睡去。但有时也会在吃完第1次奶后一直睡4小时，对这样的婴儿就不能按时间有规律地授乳。有时1天要喂12～13次，特别是当母乳的分泌不很好时，婴儿的个性和母亲的焦躁两方面的因素互相结合，就会使婴儿的生活变成仅仅是为了吃奶。由于很多母亲坚持不下去，因而就对母乳喂养失去了信心。

换喂牛奶后虽稍有好转，但是婴儿仍然不很安静。当奶瓶里的牛奶流通不好时，这样的婴儿会生气地哭起来，把奶嘴也吐出来，干脆不吃奶了。当母亲正庆幸好不容易才算喂完奶时，刚过了20分钟，他又把奶全部吐出来，在这样的婴儿之中男婴占多数。由于每次吐出的奶量不同，饥饿的时间也就不同。这种婴儿到下一次哭叫要吃奶的时间有时只有1.5小时，有时也有两小时，喂奶时间没有规律。这种情况不是吃药所能治好的，而是随着婴儿年龄的增长自然好转的。

个体差异还表现在食量上。喂母乳的婴儿不容易看出食量，但只喝牛奶的婴儿由于每次喂奶的奶量很清楚，因此母亲能知道婴儿的食量。当婴儿吃得很多时，母亲并不担心，反而高兴。这是因为母亲认为婴儿的食欲好身体就健康。母亲担心的，往往是食量小的婴儿。

其实，当看到食量小的婴儿体重达不到标准时，也不必着急，食欲过于旺盛未必是好事。刚满 1 个月的婴儿若每次吃 180 毫升奶就是吃多了。

排泄的个体差异在这个时期里也很明显。不管小便次数是多少，由于都被尿布吸收了，所以不易察觉。但大便可以用肉眼直接观察，当次数多时，对于有点像痢疾的大便就应该引起注意。这个时期，在排泄上的另一个体差异是以便秘的形式表现出来的。出生后从 1 个月开始，有的婴儿就出现便秘症状。

在出生后半个月中表现出来的种种个体差异性，到 1 个月时就进一步定型了。开始时脸蛋上长有酒刺之类的婴儿，有时会发展成满脸发红、“酒刺”变硬而渗出黄色液体；也有的婴儿眼眉上长有像头皮那样的东西，脑门上或头顶上长有一层油乎乎的脂痂；也有的后耳根处发红，好像糜烂了一样；也有的婴儿始终在鼓气，满脸憋得通红。其中的一些婴儿肚脐向外突出，这可能是脐疝，不太爱哭的婴儿也有发生脐疝的。

鼻子不通气的婴儿在这个时期里会越来越严重，有的甚至会达到不能吃奶的地步。

在经常吐奶的婴儿中，男婴居多。到了这个时期有的婴儿每次都像喷水似地吐奶，体重也不见增加。这种现象不是病，而是婴儿个性在这个时期里的表现，不必担心。有的母亲只注意婴儿的个性而忽略了婴儿的成长，这是不好的。婴儿在这个时期里视力逐渐增强，快到 1 个月时，当心情好就会露出笑脸，手脚的运动也越来越频繁。如果是在炎热季节会蹬掉毛巾被。婴儿的手有时能触到脸上，要经常剪指甲以防止抓破面部。

最重要的是要记住婴儿高兴时的脸色。无论大便次数多少，怎样吐奶，以及体重的增加是如何不能令人满意，但只要婴儿表现出令人愉快的脸色就不要紧。世界上也许只有母亲最能清楚地记住婴儿的表情，当母亲感到婴儿的脸色与平时正常情况下的愉快脸色有所不同时，就会发觉婴儿是哪里不舒服。婴儿从一生下来就熟悉其脸色的母亲要比只了解婴儿五六成情况的医生更能弄清婴儿的健康情况。为此，母亲一定要经常观察婴儿的脸色。

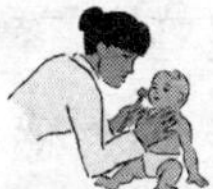

一月内新生儿的优育要求

这一阶段，要想给婴儿充足的营养，就要尽量用母乳喂养。妈妈自己喂哺婴儿，不仅给孩子提供了最优质理想的食物，也是母婴沟通、增进感情的最好时机。要按婴儿的需要来哺乳，并采用适宜的哺乳技巧。如果婴儿每隔 3 小时就想吃奶，每次吃 10 分钟左右就自动松开奶头，然后睡着了或抬头看四周，这就表明母乳充足。如果婴儿老是吸吮着乳头不放，吃完奶后一会又想吃，体重增加很少，就应考虑母乳不足。母乳不足的妈妈要有信心，分娩后1～2个星期尚未真正下奶前，千万不要误认为自己没有奶而放弃母乳喂养，在这关键时刻，只要坚持就会成功。妈妈要放松，多休息，多喝点营养丰富的汤。

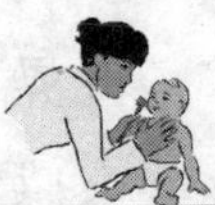

新生儿的健康养护

新生儿还不能很好地调节体温，尤其是早产儿和出生体重低的新生儿。所以要注意新生儿的保暖，其所在环境温度应较稳定。足月新生儿室温以23℃～25℃为宜。

保持皮肤的清洁和干燥。小婴儿的皮肤薄，十分娇嫩，皮肤皱褶处如耳后、颈部、腋窝、臂弯、腿弯、臀部尿布区等尤其容易受汗液、尿液的浸渍，而发生感染。所以婴儿皮肤必须经常清洗，并保持干燥，尤其是皮肤皱褶处。

脐带脱落前，上身、下身分开清洗。脐带脱落以后，仍留有伤口，洗完澡后可用酒精棉擦拭，然后敷上清洁的纱布。垫尿布时，注意不要覆盖到脐部。如果脐部有液体渗出，应去医院检查。

新生儿的活动和训练

（1）每天3次将孩子面朝下抱着，每次从30秒延至2～3分钟，应在喂奶前2～1.5小时进行。

（2）换尿布时，轻轻弯曲孩子的膝盖，拉直他的腿，这有助于让孩子采取更成熟的姿势。

（3）每天3次松开婴儿的襁褓，解开婴儿的衣带，让他进行全身活动。当然要注意保暖。

（4）游戏。用有颜色的、会发声的、可动的玩具在离婴儿眼睛20～30厘米处逗引，每次2~3分钟，一日3次。

（5）沟通。面对婴儿的脸，妈妈用微笑、转头、呼唤、讲话逗引他。进行皮肤接触，增进母子感情。哺乳时妈妈贴近婴儿，用手抚摸，握捏婴儿的手、脚、背腹、头脸，将婴儿小手置于母亲乳房上。

父母时刻留意观察婴儿的表现，对他的各种需求及时予以应答和满足，通过轻语和抚摸与婴儿进行沟通。

满月孩子的体格

满月婴儿体格生长速度非常快，比出生时重了700～1000克。

刚满月时体重约为 4 千克，快到两个月时增加到 5 千克。

身长比出生时增加 2～3 厘米，男婴平均为 56.95 厘米，女婴平均为 56 厘米。

男婴头围为 38.2 厘米，女婴头围为 37.47 厘米。

男婴胸围为 38 厘米，女婴胸围为 37.32 厘米。

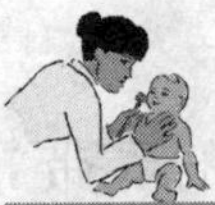

满月婴儿的养育

1. 要有足够的母乳喂养宝宝

小宝宝一般一天要喂 6～7 次奶。如果宝宝每隔 3 小时就想吃奶，每次吃 10 分钟左右就自动松开奶头，然后睡着了或抬头看四周，这说明母乳充足。如果宝宝老是吸吮着乳头不放，吃完奶一会又想吃，体重增加很少，就应确认是母亲奶水不足。可考虑在医生或专业人士的指导下，采用混合喂养，但尽量让孩子每天早、中、晚三次能吃到母乳。千万不要轻易放弃母乳喂养。

2. 可添加维生素 D 制剂

无论母乳喂养或人工喂养，从 4 周起就应加添维生素 D 制剂，每日服维生素 D400 国际单位。4 周起还可以在两次喂奶间加喂鲜果汁和菜水，以补充维生素及矿物质。不过添加辅食时，应遵循由少到多，由单一到多种的原则。

3. 注意卫生和保暖

每天给婴儿洗澡是有益的，季节不同每天洗澡的次数也不同。夏天可以洗2～3次，冬天可在中午最暖和时洗一次。婴儿有个干净的身体，夜间会睡得安稳。另外，在每次大便后，一定要给他洗洗小屁股。此时仍要注意保暖和预防感染。

4. 每日至少有30分钟的“太阳浴”和“空气浴”

小宝宝可以到户外适当活动一下。户外空气新鲜，含氧量多，能促进新陈代谢，日光中紫外线直射皮肤可使人体自制维生素D，红外线促进血液循环，这都对婴儿生长发育有利；冷空气刺激皮肤，能增强婴儿抗御寒冷的能力。

所以从出生两周后，在风和日丽的天气里，每天可抱婴儿去户外活动片刻，渐渐增加时间和次数；到2～3个月时每日上午、下午各在户外活动0.5～1小时。但要避免太阳的直射，注意保护婴儿的眼睛。

5. 让小宝宝多亲触声音、色彩和感觉

日常生活中应让孩子经常看到母亲的身影和听到母亲的声音，在小床边可挂上两三个色彩艳丽、会动、会响的玩具以促进婴儿视觉和听能力的提高。

在孩子俯卧的时候，将一个彩色的玩具向上拉过他的视野，让他的眼睛和头部追随着运动。

父母经常用温暖的手抚摸婴儿的手心、脚底、脸颊、头面以及背部、胸部、腹部，会让孩子感到安全和温暖，每次5～10分钟，每天2～3次。

6. 帮婴儿运动和同婴儿做亲子游戏

妈妈抱他的时候应多走动，可边走边轻轻摇晃，但要注意千万不能摇晃得太猛、太快、幅度太大，以免发生意外。

父母应经常观察婴儿动作、表情和哭声的变化以及喃喃自语的情况。因为微笑、手舞足蹈、皱眉眨眼、哭喊和惊吓等行为，些往往反映婴儿的需求和情感。要探索和理解婴儿，针对其生理心理需要，适时予以满足和反应。

例如，当婴儿啼哭时，一边寻求原因，一边抚抱和用语言安慰，使婴儿感受到母亲给予的亲切爱护，逐渐形成积极的条件反射，建立亲密和谐的亲子关系。

再如，按摩孩子的手指，同孩子玩数手指的游戏，使展开一个个手指，帮助他放松；对他的脚趾也可以这样做。

7. 要不断加强沟通。

婴儿醒着时，妈妈要常常和婴儿柔声谈话，并且注视婴儿的眼睛，给孩子唱儿歌听，以高低声调、不同表情逗引孩子。

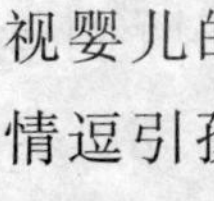

100 天宝宝的科学养育

1. 开始补充蛋黄

每次喂乳可以间隔 4 小时。如果天热，孩子出的汗较多，就要额外补充水分。除了补充鲜果汁和菜汤外，还要开始补充蛋黄等富含铁质的食物。煮老的蛋黄从1/4个开始，用米汤或牛奶调成糊状，用小勺喂下；1～2周后可逐渐增加至半个。

2. 给孩子穿轻便的服装

平时不需再穿长长的婴儿服，可以给他穿轻便的服装。晚上睡觉可给婴儿换上睡衣，以便孩子身体活动。

3. 让孩子充分享受阳光

坚持“日光浴”和“空气浴”。外面空气新鲜，含氧量多，能促进新陈代谢，日光浴可使人体自制维生素D，并促进血液循环，这些都对婴儿的生长发育有利，但要注意保护婴儿，避免其受紫外线的损害。另外，冷空气还能刺激皮肤，增强抗御寒冷的能力。带孩子进行“空气浴”时可以抱着婴儿，或者使用婴儿车。

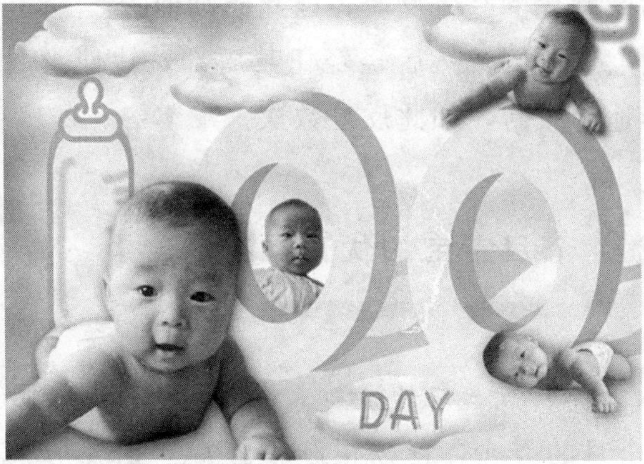

宝贝100天

4. 要适当抚触孩子

父母应经常用温暖的手抚摸婴儿手心、脚底、脸颊、头面以及背部、胸部、腹部，会让孩子欣慰和安静，每次5～10分钟，每天2～3次。

5. 孩子提供可供抓握的玩具

给婴儿一些不同质地、重量的玩具供他抓、握和感觉，注意玩具的材质应是无毒和没有脱落纤维，大小至少同鸡蛋一样。

6. 锻炼孩子的听力

把一只拨浪鼓或其他带有声响的玩具放在他的手里，让他学习抓、握和摇动，可有助于他对质地的了解和对声音的兴趣。

7. 沟通时要作出鼓励和关心的表示

父母要对婴儿的所有行为——运动、姿势、表情等可做出戏剧化的夸张反应，以此鼓励他。

把宝宝放倒，然后轻轻托其肩部，让他坐起来，并且看着他的眼睛，如此反复数次。

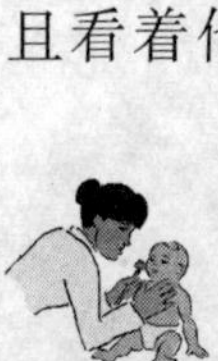

4个月宝宝的优育要求

1. 喂养特点——始添加米糊或粥糜、水果泥等辅食

4个月的婴儿，食欲很旺盛，常会把乳房吸空。可以开始添加米糊或粥糜，继续给予蛋黄、水果泥和菜汤等辅食。

2. 护理特点——使用围嘴和枕头

如果婴儿的消化器官功能良好，他会常常流口水，这时可以给他戴一个围嘴。此时带孩子散步的时间可适当延长，若抱不动，可用婴儿车推。每天至少要出去 0.5～1 小时。“日光浴”应当坚持。

可以给孩子用婴儿枕头了。

3. 游戏特点——玩具要丰富和变化

4 个月的婴儿对周围环境更感兴趣了，所以不仅床单、衣服、小床周围的玩具、物品，就是墙壁四周和天花板上的色块以及小动物的头像、图案都要经常变换。

为了让孩子的注意力能集中，可以给他多看、多听、多摸玩具的机会，玩具要软，有声有色、无毒、无棱角、卫生、不怕啃、不怕吞吃，易于抓握玩耍。

最好用橡皮筋悬挂玩具，使他能将抓到的玩具拉到自己眼前仔细观察摆弄，但要注意安全，防止孩子误吞小东西。

5 个月孩子的优育要求

1. 辅食添加喂养

可以喂他一点较稠的粥，等他能接受 3、4 勺粥时，就可以把豆腐、蛋黄、菜泥、鱼泥等喂给他吃。

2. 健康与安全护理

为了让婴儿的生活更加丰富，可以把整日躺在床上的孩子抱起来，让他们在床上爬一爬，或是坐到婴儿车里去，总之，让他活动一下。要注意婴儿的安全，因为此时孩子的肢体活动增多，活动范围增大，又无自我保护意识，很容易出危险。所以婴儿的活动场所要保持清洁卫生，还要去除不必要的杂物，以免发生意外。

3. 散步和洗澡

要经常带婴儿出去散散步，晒晒“日光浴”，他会很高兴的。洗澡也必不可少，否则他会睡不好觉，吃不下饭。

4. 游戏沟通

为了让孩子的注意力能集中，可以给他多看、多听、多摸玩具的机会，并可以给他做做婴儿体操。还可以跟他做一些镜中认人的游戏，让他增强自我意识。

5. 播放音乐

5 个月大的孩子听音乐时能表现出明显的情绪，并会随着音乐节奏摆动四肢，可见，他对音乐有了初步的感受能力。父母可以反复放一些好听的曲子或是模仿动物的叫声的音乐，增强孩子的节奏感。

6. （父）母子沟通

此时的孩子特别喜欢节奏明显的儿歌，更喜欢你给他念儿歌时亲切而又丰富的表情。所以父母每天至少要给孩子念 1～2 首儿歌，每首至少要念 3～4 次，念的时候最好配上丰富的表情和动作。同孩子对话、游戏时也应常变换语调、语音，对于孩子发出的“咿咿呀呀”的声音，也要给予热情的回应。

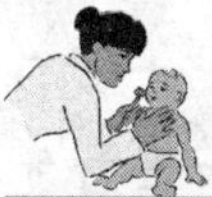

6个月大小宝贝的科学优育要求

1. 喂养时应添加饼干、烤面包等食品

由于此时婴儿开始长牙，可以开始添加饼干、烤面包等干硬食品。

2. 综合辅食喂养

可增加的辅食品种有：①补充蛋白质，可先加容易消化吸收的鱼泥、豆腐等。②继续增加含高铁食物的量和品种，例如蛋黄可由1/2逐渐增加到1个，并适量补给动物血制食品。③扩大淀粉类食物品种，例如可增加奶糕及土豆、红薯、山药等薯类食品。

3. 作好预防感冒的护理

出生6个月后，婴儿从母体获得的免疫功能的保护消失殆尽，所以婴儿特别容易生病。为了预防感冒，可以给孩子穿少一点，并坚持“日光浴”和“空气浴”，为避免太阳的直射可以给孩子戴一顶帽子。

4. 开发早期智力

经常带孩子到外面去散步，让他看看交通工具、小动物和同其他孩子玩，这可以增进他的智力发育。

5. 给孩子多样化的玩具

可以给孩子一些能拿着、摇着、转着玩的玩具，如皮球、不倒翁、塑料娃娃、喇叭、铃铛等，这些玩具有助于孩子的运动。

6. 继续用音乐给孩子施以影响

此外，像5个月时一样，孩子还喜欢听有节奏的音乐和童谣。父母可以多给他读一些儿歌或是放一些音乐给他听，来增强孩子的记忆力。儿歌要反复地读，音乐可以是乐曲也可以是动物的叫声或是大自然的声响。婴儿体操还应坚持做，镜中认人的游戏也可继续。这些都对孩子的成长有好处。

7. 与孩子进行复杂情绪下的沟通

出生6个月的孩子已有比较复杂的情绪了，高兴时会笑，不称心时会发脾气，父母离开时会害怕、恐惧。所以要注意不要在生人刚来时突然离开孩子；也不能用恐怖的表情和语言吓唬孩子；更不能把自己的情绪发泄在孩子身上，不能对孩子冷落、不耐烦甚至打骂。

要让你的孩子在快乐中成长，你首先要保持一个良好的心态，因为父母的一言一行对孩子很重要。

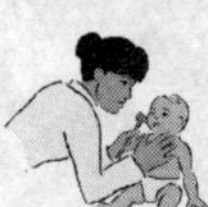

培养小宝贝合理、有规律的饮食习惯

这时期的婴儿生长发育迅速，新陈代谢旺盛，必须供给充分的营养素。但婴儿消化薄弱，胃容量小，胃壁肌肉发育还不健全。因此只有培养小宝贝良好的饮食习惯，使婴儿进食有规律，很好地消化食物，吸收营养，才能满足婴儿身体增长的需要，促进其生长发育。

6 个月以内的婴儿主要依靠哺乳，要使其吃好、吃饱，还要消化好。还要让婴儿适应添加的辅助食品，使其愿意接受、喜欢吃，这样才是一个良好的开端。

喂哺要根据婴儿的月龄增长和时间，逐步实现定时定量。当母乳充足的时候，婴儿的胃肠能够形成每隔3～4小时分泌消化液的规律，因此应隔 3～4 小时喂一次奶。若不固定培养时间，总是婴儿一哭就喂奶，那么就会因进食奶量过多而造成消化不良。这种习惯不仅不好，还会影响小宝贝身体健康。

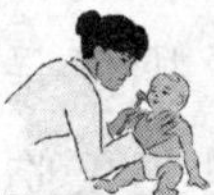

培养小宝贝专心吃奶的好习惯

母亲应让婴儿安静地吃奶，不要让其受外界干扰，不要逗孩子，也不要让婴儿边吃边玩，以免延长喂奶时间。偶尔遇到婴儿在吃奶中途停顿一会儿，那是因为婴儿吮奶很费力，需要休息片刻后再继续吃奶。

让婴儿学会用奶瓶吮吸，用小匙吃食。满月后即可训练婴儿用奶瓶吮吸温开水、菜水、果汁等。5～6 个月的婴儿已经能用手抓握，可以帮助他用双手捧扶奶瓶吮水，自我服务意识的培养可从此开始。3 个月时可以训练婴儿习惯用小茶匙进食，先学喝水或喝奶，到 4～6 个月就可以逐步学吃蛋黄、蒸蛋羹、菜泥、果泥、鱼泥、肝泥、奶糕及粥等食物。

让婴儿适应吃各种辅助食品。添加食品应从少量开始逐步增多，此外还要由稀到稠，由淡到浓，由细到粗，由一种到多种。循序渐进，使婴儿乐于接受，逐步适应各种辅助食品。婴儿不乐意进食时，可以在每次喂奶前，趁婴儿饥不择食之际，先喂其少量辅食，然后再喂奶。待婴儿适应后仍先喂奶，再补以辅食。

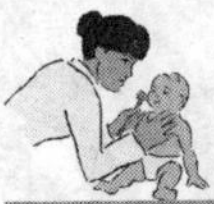

培养小宝贝良好的排便习惯

培养排便习惯和培养饮食习惯同等重要。饮食是供给身体所需要的营养，它能促进婴儿生长发育；排便是将体内不需要的废物及多余的水分排出。若是婴儿仅吃奶不排便，就会感到不舒畅，精神不振，身体健康就会受到影响。

婴儿出生第一个月，大小便次数多，无需培养排便习惯。2～6 个月时可以逐步对其进行培养。2～3 个月时，母亲可观察婴儿每天排尿及排便的次数和时间，以便掌握排尿和排便的规律，及时更换尿布，清洁臀部。当母亲掌握了婴儿的排尿和排便的规律，记录下每天排尿及排便的次数和时间后，从 4 个月左右就可以开始用“嘘、嘘……”声刺激排尿，用“嗯、嗯……”声刺激排便，并以抱他排尿或排便的固定姿势，建立条件反射，逐步使其养成听音进行排尿或排便的好习惯，进一步养成定时大便的习惯。

7个月孩子的优育要求

1. 喂养更更综合

可添加肉泥、猪肝泥和炖蛋，还可添加杂粮做的粥。不要给孩子吃零食。如果他想吃的话，可以喂一些切碎的水果，或是给他喝点水。

2. 护理更全面

此时的孩子很容易生病，要坚持“日光浴”和“空气浴”；还可以用干布给孩子擦身，使其皮肤和粘膜更健康，以此来减少感冒的机会。可以经常地带孩子到外面去散步，让他看看交通工具、小动物以及同其他孩子玩，这可以增进他的智力发育。

3. 游戏要更复杂

可以给孩子一些能拿着、摇着、转着玩的玩具，如皮球、不倒翁、塑料娃娃、喇叭、铃铛等，这些玩具有助于孩子的运动。此外，孩子还喜欢听有节奏的音乐和童谣；此时，父母还可以帮助孩子练习独坐，时间可以适量延长；可以让孩子开始学扶站、扶着迈步。

父母可以同他一起做游戏，提供他和别的小朋友交往的机会，并学习使用“再见”等礼貌用语。

4. 沟通要更频繁和密切

亲子对话要增多，常跟孩子讲话，放慢语速，吐字清晰，并用动作、表情和手势来辅助表达你的意思。给他念儿歌，常给他听音乐，教他发音，所有的语言、动作要和物品、玩具联系起来。

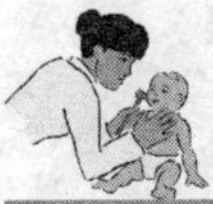

8个月孩子的优育要求

1. 喂养——可以准备断奶

辅助食品增加到3次，大部分营养从辅助食品中获得，每天喂奶2～3次即可。

2. 安全——收好危险物品

此时孩子的运动机能发达了，他已不满足于整天在床上玩，所以家里危险的东西一定要收起来，免得碰伤孩子。

3. 户外活动——不妨散散步。

天气好的话，就带孩子出去散散步，看看外面的各种活动会对他有好处。如果他有轻微的咳嗽或是打个喷嚏也不要紧。“日光浴”还是要坚持，给他穿的衣服要便于孩子活动。

4. 动作——学扶站和迈步

独坐时间可以适当延长，还可以让其学扶站、扶着迈步。

5. 游戏——可同别人一起做

可提供他和别的小朋友交往的机会，并让他在交往中学习礼貌用语。

6. 沟通——亲子对话要增多

常跟孩子讲话，给孩子念儿歌，教他发音，所有的语言、动作要和物品、玩具联系起来，帮助孩子明白若干简单汉字的意思。

9个月孩子的优育要求

9个月婴儿的喂奶次数应逐渐从3次减到两次，每天500毫升左右鲜奶已足够了，而辅食要逐渐增加，为断奶做好准备。

9个月的婴儿应增加一些土豆、白薯等含糖较多的根茎类食物，增加一些如蔬菜类粗纤维的食物，但要把其中粗的和老的部分去掉。9个月的小儿已经长牙，有咀嚼能力了，可以让他啃硬一点的东西。

10～11个月孩子的优育要求

1. 日常喂养

（1）断奶。这时的婴儿应该完全断奶，可以和大人一起进行一日三餐，但吃的东西要弄得碎小一点，味道要清淡一点。

（2）添加点心。在两餐中可以给他吃点点心，但要注意糖和巧克力不要吃，因为这两种食品一来容易蛀牙，二来容易堵住婴儿的喉咙引起窒息。用小口的杯子和汤匙喂牛奶1～2次。

2. 健康护理

（1）衣物合适。要给婴儿穿轻便的衣服，便于他的活动。天气暖和的季节，要给他穿贴身吸汗的衣服，并要勤换洗；天气冷的时候，多给孩子穿两件薄布料的衣服。

（2）安全防范。孩子会爬了，活动的范围扩大了，为了安全起见，家中家具的角应用布包起来；孩子伸手碰得到的地方，不要放热的东西；电线不要伸出过长。总之，要消除屋里的一切不安全因素。

（3）独立自主能力的培养。为了培养孩子的独立自主能力，首先要使孩子养成独自玩耍的习惯。试试让孩子哭一会，不用担心，这是培养独立自主能力的很重要手段。

（4）喂食方法。如果孩子不肯好好吃饭，边吃边玩，妈妈可以抱孩子坐在自己的膝盖上，面向饭桌，从后面把住孩子的手，用勺把吃的东西送入孩子口中，这样孩子就可以更好地进餐。或者就让孩子彻底饿一下，肚子饿了自然就有食欲了。

（5）拍手和讲故事。孩子喜欢重复的游戏，父母可以跟他一起做游戏，如拍手游戏、躲猫猫等。和孩子一起看书或杂志上的图片，说出它们的名称。给孩子玩玩具动物，并就此编一个小故事讲给他听。

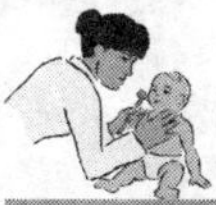

一岁大孩子的优育要求

1 岁左右的孩子，可逐渐变为以一日三餐为主，早、晚以牛奶为辅，慢慢过渡到完全断奶。如果正好在夏天，为了不影响孩子的食欲，可以略向后推迟 1～2 个月再断奶，最晚不要超过 15 个月。

以三餐为主后，家长一定要注意保证孩子辅食的质量。如肉泥、蛋黄、肝泥、豆腐等含有丰富的蛋白质，这是孩子身体发育必需的食品，而米粥、面条等主食是孩子补充热量的来源，蔬菜可以补充维生素、矿物质和纤维素，促进新陈代谢，促进消化。孩子的主食主要有：米粥、软饭、面片、龙须面、馄饨、豆包、小饺子、馒头、面包等。周岁孩子每日的膳食大致可以这样供给：粮食 100 克左右，牛奶 500 毫升加糖 25 克（分早晚两次喝），瘦肉类 30 克，猪肝泥 20 克，鸡蛋 1 个，植物油 5 克，蔬菜 150～200 克，水果 150 克。

有些家长为了增加孩子的营养，给孩子喝麦乳精，麦乳精是以糖为主的食品，含蛋白质很少，热量虽高但达不到孩子生长发育所需的营养要求，长期食用，会抑制孩子食欲，导致营养不良。要想孩子长得健壮，家长必须细心调理好孩子的三餐饮食，将肉、鱼、蛋、菜等与主食合理调配。1 岁左右的孩子，牙齿还未长齐，咀嚼还不够细腻，所以要尽量把菜做得细软一些，肉类要做成泥或末，以便孩子消化吸收。1岁的孩子，鱼肝油要加3滴，每日两次，钙片每次1克，每日两次。

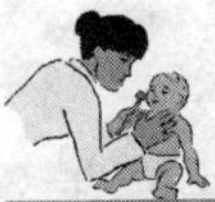

13个月孩子的优育要求

1. 喂养的方面

要合理安饮食，努力培养孩子去适应新的食物。逐步增加固体食物。根据生长发育的需要，供给各种营养素，食物要注意做得细和多样，这样才利于消化和吸收。

2. 护理的方面

为孩子制定合理的生活制度，让孩子的生活有规律，养成按时睡眠、吃饭、排便的习惯，减少疾病的发生，保证身体的健康。

此时的孩子在学习走路时可以用学步车，不过学步车四面都有保护，因此孩子容易形成依赖，可以让他扶着家具或其他支撑物先练习独自移动脚步，或者用一块大方巾折叠成宽带系在宝宝腋下，由大人在宝宝身后牵着走。

3. 良好习惯的培养方面

父母可以言传身教，用自己的行动教育孩子，抑制不良行为的产生；或者通过日常生活的细节及游戏活动，教孩子模仿成人的动作、语言、行为，从而培养良好的习惯。

4. 游戏和教育方面

可以给他一些玩具，让他放进大口的箱子里，来锻炼他的手眼配合和协调能力。还可以给他一支笔，一大张纸，让他涂涂画画，他会非常开心的。

父母可教他学习辨认和命名新物体，还可以教他发重叠音、学习称呼别人。

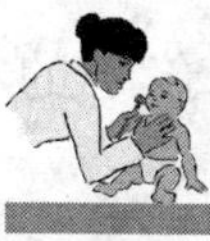

14个月孩子优育要求

1. 喂养要点

可以给孩子一天吃三餐，在上午和下午时各加一份点心。三餐要注意营养，蛋白质、脂肪、淀粉、维生素、矿物质等都不可少，同时应让孩子多吃些蔬菜，因为蔬菜中纤维素比较多，并且含有丰富的矿物质和各种维生素、蛋白质等，这些都是幼儿生长发育不可缺少的物质。

2. 护理要点

孩子常用的物品要注意保持清洁，要经常清洗。

可以定时地给孩子把大便，或教孩子学坐便盆，但不要勉强，因为孩子的控制能力仍不强，需要大人提醒。

可以有意识地多带孩子到婴幼儿比较集中的地方去玩，结识一些小朋友，这有利于培养孩子的社会性，让他明白自己要去适应周围的人和环境。

3. 游戏要点

可以给孩子积木和画笔，让他自由想象，随意地搭和画。可以给他一本漂亮的小画册，让他自己去看。

还可以给他们喜欢的玩具，例如，男孩子给小汽车、小飞机，女孩子给布娃娃，任他们自己去玩、去想象。有条件的话，带孩子适当玩沙、玩水等。

孩子的玩具最好放在柜子底层的抽屉里，便于孩子拿取。抽屉里的玩具最好时常换，这样可以满足孩子的好奇心和求知欲。

4. 沟通和教育要点

平时多和孩子说话，训练孩子的语言表达能力，但注意不要教孩子“儿语”。

在教育时应该有性别之分，帮助孩子理解自己的性别。

应让孩子自由玩耍。只有孩子做危险的动作时，才可以阻止他。

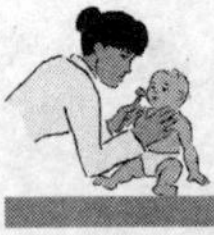

15个月大孩子的优育要求

1. 喂养

这个年龄的孩子，在吃饭方面家长应该尊重他的选择。他已经不需要粥状的食物，一些带纹理的食物会改进他的口腔肌肉运动技能，还可扩大他可接受的食物的范围。家长要做一些营养丰富、口味不同的食物让他换着吃，但要注意不要逼他，给他压力。

2. 护理

由于孩子的活动能力增强，为防止他在迈向独立的过程中乱闯乱撞，父母可以在楼梯的顶部和底部装上门栏，因为此时的孩子很喜欢爬楼梯。

孩子在学走路时光脚是最好的。光脚走路时他的脚趾会抓住地面，这可以增加他的脚弓。除非在很凉的或是尖锐的地面上走时才需要鞋子。

3. 游戏

在这个阶段，孩子一般能堆四块积木了，还能找着被藏起来的玩具。父母可以有意识地和他做这种游戏，锻炼他的记忆力。

15 个月的孩子很喜欢对着玩具电话模仿大人打电话，家长也可以和他一起玩。

4. 沟通和教育

这个阶段的孩子仍在学习语言，虽然他还只会说一些词语，但是如果大人能够明白他的意思，扩展他的词语，他就会受到鼓舞，会更喜欢讲话。如果他总是被批评，他会受到很大打击，以后就不敢说了。所以大人应多和孩子说话，多鼓励他说话，不要给他压力，要知道，儿童内在的模仿愿望是学习语言的强大动力。

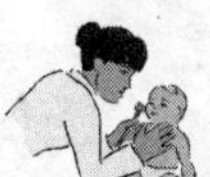

16 个月孩子的优育要求

1. 喂养

最好经常换花样来喂养。每天和大人一样，给他按时吃三餐，上午和下午各补充一次点心或水果。三餐以米粥和软饭为主，蔬菜要多吃。

菜和鱼肉、虾肉要剁碎，拌在饭里给孩子吃，最好经常换花样，这样孩子才爱吃。如果他喜欢，就让他坐得和大人一样高，给他一个碗、一个勺，让他在接受喂饭的同时自己也吃，别怕他将饭弄得到处都是。

如果他成功地把饭送到嘴里，他会很高兴的，这会激起他自己动手的更大欲望。

2. 护理

千万不可随便乱吃药物。父母要根据天气的变化，及时给孩子增减衣物，但注意不要穿得太多，和大人一样就可以了。

另外，一些常用的抗菌、消炎的药物，要根据医生的嘱咐来吃，千万不可随便乱吃。

带孩子去户外活动，可以锻炼孩子的身体，预防疾病，还可以从外界学到很多知识。出去时记着带上孩子喜欢的玩具，最好能让他和同龄的孩子一起玩，让他们在玩中成长。

3. 动作

此时的孩子不但走得稳，甚至可以小跑了，他对家里的人、事、物表现出自己的喜爱，喜欢注视。

4. 语言

此时的孩子还会模仿大人的语言，父母可以根据这个特点让孩子做些力所能及的小事，提高他的语言表达能力和动手能力，这其实是他最喜欢的。

5. 游戏

他还喜欢玩指眼、耳、鼻、口、手的游戏，父母应予以配合，这可以帮助他认识自己。

6. 安全

不管进行什么游戏或是玩什么，都要注意安全，以免发生意外。

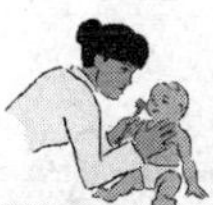

一岁半孩子的优育要求

（1）每天可以让孩子和大人一起吃饭，除了三餐外，下午可加一次点心。

（2）由于减少了上午的点心，午餐可提早一些，早餐质量要好，一夜睡醒，孩子精神好，食欲旺盛，吃起来也香。晚餐要清淡一些，以利于孩子睡眠。

（3）零食最好不要吃，否则会降低食欲，使营养获得不足。食物要做得软、细，让孩子容易消化；花色品种应经常变换，才能引起孩子的兴趣。

（4）在巩固孩子良好习惯的同时，要及时纠正孩子出现的不良习惯，如睡眠时要拍、抱、摇、吮手指，进餐时拒食、挑食、边走边吃，以及随地大小便、玩弄生殖器等。

（5）此时孩子很喜欢玩水，玩积木，玩追赶游戏，父母可以和他一起玩，在玩中发展孩子的智力。

（6）培养孩子用自己的小手为自己服务，可让孩子自己握勺吃饭、脱鞋袜、放玩具等。

再让他学着帮助别人做事，如拿报纸、捡东西等，还可以训练小手指握笔画图、折纸、搭积木等。

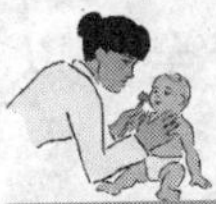

2岁孩子的优育要求

1. 膳食和营养

（1）要让孩子多吃利于心脏健康的食物，如蔬菜、水果、鱼、鸡肉等，每天都应食用。

（2）肥肉、糖果、巧克力等高脂肪、高胆固醇、高糖、多奶油的食物要少吃。

（3）每天进食一个鸡蛋就足够了，烹调也最好用植物油。

（4）从小要让孩子养成吃清淡食物的习惯，盐、味精、酱油应尽量少用。

（5）含钾、钙的食物要多吃。常见的含钾高的食物有橘汁、胡萝卜汁、乳类、肉类；常见的含钙高的食物有虾皮、海带、紫菜、绿叶蔬菜、乳类、黄豆及豆制品、粗面、粗米等。

2. 习惯的培养

（1）这个年龄段的孩子需要父母的关爱和精心的照料，但父母也不能溺爱。因为此时是自我意识的萌芽期，如果对他百依百顺，容易使孩子形成“自我中心”和“侵犯性”行为，不利于良好个性的形成。

（2）随着孩子自我意识和自我能力的增强，他开始由被动者向主动者转化，要不失时机地培养他的独立性，凡是他力所能及、乐意做的事，父母应放手让他去做。

（3）孩子独立完成一件事后，父母要表示高兴和鼓励，同时引导他由自我服务，走向为他人服务。

3. 家庭教育

（1）由于孩子此时开始有节奏感，喜欢做类似跳舞的活动，所以可以放点音乐，让他伴着音乐起舞，做些跪地或摇摆的动作，边唱边拍手。

（2）可以给他铅笔和颜料，鼓励他画画。

（3）可以帮孩子进行各种立方体、矩形和正方形的堆放或摆放，如玩具或盒子摆放的正确位置，激发孩子的立体感，同时锻炼孩子细小的肌肉。

（4）给他读长一点的、复杂一点的故事和童话，利用故事、童话培养孩子的形象思维能力。

3岁孩子的优育要求

1. 膳食和营养

每天的饮食要平衡搭配，这样才便于孩子的身体吸收和利用。

每顿应以主要供热量的粮食作为主食，也应当有足够提供蛋白质的食物，作为孩子生长发育所需要的物质。奶、蛋、肉类、鱼和豆制品等都富含蛋白质，人体所需的 20 种氨基酸主要从这些食物中获取。

蔬菜和水果是提供维生素和微量元素的来源，每顿饭都应有一定数量的蔬菜才能满足身体需要。

另外，早饭还应有一片馒头或饼干之类的富含淀粉的食物以提供孩子热源。

2. 保健

按时打各种免疫预防针。

孩子在 3 岁时应当进行第一次视力检查。我国大约有 3%的儿童弱视，孩子自己和家长却不一定能发现。如果在 3 岁之前能发现孩子弱视，那么到四岁之前治疗效果都很好，五至六岁仍能治疗，十二岁以上就很难治愈了。视力检查可以发现两眼视力是否相等，发现异常，要及时治疗，使视觉尽早恢复。

3. 游戏

3 岁的孩子很喜欢猜谜语和编谜语，家长可以先编谜语让孩子猜，如“麻屋子，红帐子，里面睡个白胖子”，孩子很容易就能猜出是什么。然后再让孩子自己编，让家长猜。这样轮流猜谜语和编谜语是发展言语能力及认知能力的良好方法之一。

4. 教育

（1）教育孩子要诚实。3 岁的孩子常会用说谎来摆脱一些困境，但这个年龄的孩子，说谎是无恶意的，不应惩罚，但要帮孩子懂得诚实的重要性，尤其是父母更应做好榜样。

（2）让孩子从小爱自然、爱科学。父母可以在日常生活中和游戏中引导孩子观察各种自然现象，培养孩子从小爱科学的思想。

（3）培养孩子的环保意识。这个年龄的孩子最愿意做好事，因此让孩子从小在生活中树立环境保护意识是比较容易的。由于孩子还小，所以只要教他懂得三个概念：节省、利用和再回收。

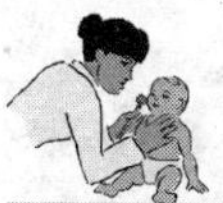

4 岁孩子的优育要求

1. 膳食

荤素可搭配着吃，品种要多样。4 岁孩子的膳食已基本接近成人，在三餐的基础上可再加一次下午的点心。要注意营养的平衡，保证热量及各种营养素的摄入量。

2. 教育

为了培养孩子的好品质，可以通过让孩子看一些优秀的卡通片来接受教育，但注意时间的控制，不要看得太久，免得孩子的视力受到损害。

此时的孩子喜欢结交小朋友，但是思维方面仍以“我”为中心。可以通过与小朋友之间的交往，逐渐让他知道除他之外还有别人，要关心别人，关心别人的利益。

3. 进入幼儿园的挑战

4 岁孩子的社会生活范围明显扩大，人们将对他有更多的社会规范和要求。

进入幼儿园对孩子是一次挑战，在那儿孩子将被期待着合作和服从规则。

家长事先要让孩子理解和熟悉幼儿园的生活常规，明白老师的期待。家长和老师的要求要一致，减少孩子的困惑和冲突。给孩子一定的约束，这有助于避免孩子因犯错误而遭受挫折和内疚。可用你的孩子做主角，编一些关于他学校生活的故事，帮助孩子产生憧憬和进入角色。

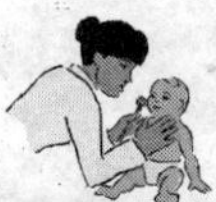

5 岁孩子的优育要求

1. 膳食

除了给孩子正常吃三餐以外，下午的点心仍必不可少。点心可以是几片饼干、一些水果。三餐要注意营养均衡，品种多样，荤素搭配。

从小要培养孩子良好的饮食习惯，平时控制零食，少吃油腻、高脂肪的食品，做到不挑食、不偏食。

2. 教育

5 岁的孩子词语丰富，他可以按照图书上的“人物”改编故事，自说自话，甚至还要讲给妈妈听，妈妈听完后要表扬一番，鼓励他以后这样做，这对促进孩子语言能力发展有帮助。

通过角色扮演的游戏，发展孩子对人与人之间关系的认知，学习放弃个人的某些欲望，以便和他人达成共识，从而分享参与团体活动的乐趣。

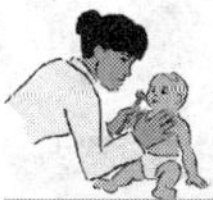

6岁孩子的优育要求

1. 膳食要注意营养均衡

6岁儿童的膳食仍以三餐加下午进食点心为宜，各餐次的热量分配同1～3岁的幼儿。

膳食安排时应注意营养平衡，保证热量及各种营养素的摄入量。荤素要搭配，米面要交替，品种要多样。

还要注意培养孩子良好的饮食习惯，纠正挑食、偏食及吃零食的坏习惯。

2. 为上小学做准备

不同的孩子对于上学抱着的期望有很大差异。因此，开始上学前让孩子谈谈他们的期望，使他们有机会以更具体的方式来思考这些愿望，同时把这些期望和孩子过去的经历联系起来，这会对他们有很大帮助。

和孩子谈谈你自己读书时的经历，这是另一个谈论有关上学的机会。在这样的交谈中，话题会进行得相当自然。孩子会十分有趣听父母谈他们小时候的经历。

3. 简单的安全教育

帮助孩子树立正确的安全教育观念。如红灯停绿灯行、行人要走斑马线等交通安全知识；110、119、120等电话报警知识。

第七章　儿童科学早教知识

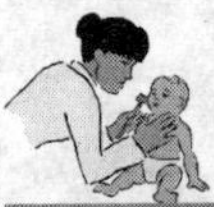

儿童早期教育的重点是什么

“望子成龙”是天下父母的共同心愿。因此父母们很早就开始注意对孩子的智力开发，如识字、阅读等。然而大多数父母却忽略了重要的一点——孩子的身体健康。假设你的孩子确实是一名“神童”，智力超常，却体弱多病，试问“神童”可以维持多久？

有句名言叫“身体是革命的本钱”，可惜的是真正领悟此话的真谛却不容易，许多人到了中年以后，因身体不好而才悟其深刻含义。“健康第一”的道理虽易懂，做起来却不容易。革命需要身体，赚钱需要身体，娱乐需要身体，过日子也需要身体。本钱是要投入的，不论做任何事都需要把身体这个本钱投进去。若要身体好，基础要打牢。儿童时期正是造就良好体能的关键时期，从儿童生长发育和人才成长的规律来看，儿童的早期教育把体育放在首位是比较科学和恰当的。试想，若一味地只强调智力开发和识字阅读，就可能导致儿童身心发展的自然“生态平衡”错位。没有强壮的体能，如何承担日后的学业和事业。

从生理发育上看，孩子 1～7 岁时期是身体和大脑发育最快时期，需要充足的营养、氧气和活动量。因此让孩子多自由活动，偶尔搞得“浑身是汗”、“一身乌黑”也无妨。冬天适当冻一冻，夏天适当晒一晒，也许会为孩子的健康积累一笔财富。

早期教育要重视良好性格、优秀的非智力素质的培养，在家庭生活的琐事中以及在点滴的小事上，均可充分利用各种机会进行教育。如孩子跌倒了，让他自己坚强地爬起来；教育孩子不要怕打针之痛；冒雨送孩子上幼儿园；等等。

不要小看这些平凡的随机教育，在父母的言传身教之下，会铸就勇敢坚强、不怕困难的性格以及较强的独立活动能力，使孩子的人生绽开分外绚丽的花朵。

因此，早期教育首要的不仅仅是智力开发，同时应重视体质的锻炼、身体的健康以及良好性格的塑造和培养。

父母与孩子用语十忌

忌恶言：“傻瓜、说谎、没用的家伙”等。

忌污蔑：“你简直是废物”等。

忌过分责备：“你又做错事，真是坏透了”等。

忌压抑：“闭嘴，你怎么这样不听话呢”等。

忌强迫：“我说不行就不行”等。

忌威胁：“我再也不管你了，随你去吧”等。

忌哀求：“求求你别这么做好吗”等。

忌抱怨：“你做这种事，真令我伤心”等。

忌贿赂：“你若考100分，我就给你买自行车、手表”等。

忌讽刺：“你可真行啊！竟敢做出这种事来”等。

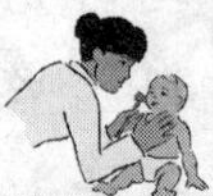

家长不让孩子做家务不好

孩子是家庭的成员，应该尽一份义务。家庭教育的最终目标是帮助孩子脱离父母走向独立，成功地构筑自己的生活。这需要一步一步培养能力，不断增强他们的成就感和自信心。做家务活儿正是达到这个目标的重要途径。

应该从3岁起就开始给孩子分配“任务”，因为这个年龄的孩子容易鼓动，渴望参与父母从事的一切活动，可以安排他们搬小板凳、递用具等；4～5岁的孩子可以教会他洗小手绢、铺床；6岁时则教其收拾桌子、整理房间；10岁以后，应安排他们每天做一个钟头左右杂活儿；13岁时，就应胜任全部主要的家务活儿，如洗、熨衣服，做家常饭菜，拖地板，擦玻璃，等等。

所有这些，不仅可以帮助孩子向成年人过渡，而且会让他们尊重和理解父母为持家所进行的一切辛苦劳动。

不宜让孩子参加过多的培训班

针对家长争先恐后送孩子参加各种各样的培训班的现象，专家指出，幼儿阶段重在全面发展，对幼儿兴趣的培养不能过早定向，盲目跟风，过多地偏重一个项目，必然影响其他潜能的发现和发展。

而且对专长的培养一定要区别对待。6 岁前确实是母语表达能力和琴棋书画能力培养的最佳启蒙时期，但英语和体操对 3～4 岁的幼儿显然并不适合。这个时期，孩子的母语表达能力尚有限，再加上英语，就会产生混乱感，甚至使孩子语序颠倒表达，而体操的基本功要求高，运动强度大，孩子骨骼太软，软组织也容易受伤。

不宜让孩子过早认字

许多家长认为尽早让孩子认字，可以减轻他们上学后的压力。所以家长往往一味地以识字量来衡量孩子的学习，而忽略了识字的功能，造成许多孩子虽然看着卡片能单个地认许多字，却不会连贯地阅读一首简单的儿歌。实际上，孩子的认字还是按部就班好。

考学不宜只认学校排名

学校排名可以从一个侧面反映学校的综合水平，是许多人择校时的依据。但排名固然重要，却并不能作为择校的唯一标准，只能把它作为一个参考，关键是它是否是最适合你的孩子。此外，需要及早研究各校招生的程序。

招生程序包括各校招生的要求、申请时间、材料准备等，准备过程是相当费时的，申请者应及早花时间弄清招生程序，以免延误。

选择学校不宜只看学校简介

许多人在选择学校时，往往被制作精美的学校简介和其他宣传材料所吸引。

其实，应该学会把各个学校放在同一水平面上作比较研究，深入了解每个学校的特点和长处，看看在漂亮的照片后面是否有其故意要掩盖的弱点。

另外，很多人把自己和某个有过选择学校经历的朋友或熟人的条件相比，并以此为标准来选择学校。这种用个别例子做标准的做法很危险，只有学校提供的平均统计数字才具可比性。

儿童的过度培养不利成长

每逢周末或节假日，各种少儿特长班便会火爆起来。琴、棋、书、画、外语……在家长们望子成龙的殷殷期盼中，特长培训成为许多孩子童年生活的重要部分。

在“欣欣向荣”的特长培训背后，家长所需承受的经济负担也越来越重，可是对于许多家长来说，只要是与孩子前途有关的教育投资，即使经济再拮据也不会吝啬。

“只要是为了孩子，花费再多也很正常。”某小学的张老师对自己代课的班级进行了统计，他班上的 60 余名学生中，至少有 2/3 的学生都曾经或正在接受各种特长培训，有的学生甚至同时报名参加三四种特长班。

随着家长对孩子期望值的不断提升，从事少儿特长培训的人也开始越来越多，培训方式各异，收费标准也大不相同。其中还有相当一部分是没有取得合法办学资质的“黑”培训。

儿童教育专家认为，特长培训应该作为常规教育的补充。让孩子凭兴趣、天赋适当参加，这样才会对开发孩子的智力有好处，但过多地学这学那或家长投入过大、期望过于迫切，会增加孩子的负担，使他们过早地应对各种压力。很可能钱花了很多，但对孩子的健康成长却并没有起到好的作用。

从“宝玉挨打”说两代人的家庭教育观

读过《红楼梦》的朋友也许记得“宝玉挨打”的精彩篇章。“宝玉挨打”本是贾政和贾宝玉父子矛盾激化的结果。然而，随着贾母的介入，却转化为贾母、贾政母子之间的矛盾。

事情的结局颇具讽刺意味，宝玉虽受了一点皮肉之苦，但属胜利者。而贾政却败得很惨，跪在母亲面前，泪如泉涌，连声讨饶。不难看出，发生这起风波的根源在于两代人的教育目标不一致。那么，我们是否可以从中吸取一些有益的教训呢？

1. 两代人要努力克服各自的心理弱点

一般来说，当第三代人的教育问题提到家庭议事日程上来的时候，父辈已到中年时期，祖辈已到晚年时期，年龄的差异必然导致生理、心理的差异。父辈往往望子成龙心切，教育子女时难免出现操之过急现象，恨铁不成钢的心理定势驱使他们常常出现强制行为，或限制自由，或施以各种名目的处罚，严重者则拳打脚踢。祖辈已到了人生的终点站，将子孙视为自己生命的延续。他们的心理状态必然是，不求孙辈高人一等，但愿孙辈平安长大。因此，在生活方面对第三代的照顾周到入微。由此可见，在教育下一代的问题上，父辈要克服急躁情绪，祖辈则要改变溺爱、娇宠的方式。

2. 两代人要同舟共济，目标一致

作为父辈和祖辈，谁都希望孩子能健康好学，成为有用之才。但由于两代人在生理、心理以及个性上的差异，在教育孩子问题上往往难于一致，这不仅影响家庭和睦，也不利于孩子的健康成长。家庭教育应采取妥善的方式来处理，切忌把矛盾暴露在第三代面前。宝玉被打，贾母失去了理智，冲着一家人胡搅蛮缠；贾政自然得听从母命，嘴上讨饶，心里委屈；而宝玉一见有人袒护，躺在地上放刁。这样一来，贾政的教育被贾母的庇护摧毁了。因此，解决好两代人之间的矛盾，没有共同的教育语言和行为，也就不能达到教育好下一代的目的。

3. 两代人都要全面关心孩子的成长

如今的孩子肩负着空前的使命，因此，不仅要关心孩子的学习、生活，更要关心他们的思想品德和生活能力的锻炼，同时还要培养孩子广泛的兴趣，超前的意识和攀登科学高峰的信念。只有这样，才能共同把孩子培养成为新一代的合格人才。

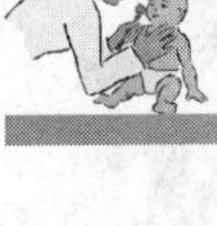

如何引导孩子用功学习

大凡天下父母都希望自己的孩子成为有出息的人，因而十有八九的家长对自己孩子的学习抓得很紧。然而小孩子正值贪玩的“黄金时期”，当然不会可怜父母之良苦用心而俯首帖耳或专心致志。我们如能按小孩子的年龄特点和心理特点来采取一些措施，还是会收到令人满意的效果的。

方法一：缩短时间。如果你想让孩子做 1 小时的功课，那么就把这 1 小时的时间稍微缩短，让孩子做 55 分钟或 50 分钟。事实上，这 5 分钟或 10 分钟虽不多，但在孩子心理上却能减轻很大负担。也就是说，感觉上的负担，55 分钟的功课比 1 小时的功课要轻松好几倍。这种方法，小孩子一般都能欣然接受。

方法二：调整计划。小孩子在看电视或者连环画，而且正入迷，如果中途被家长“好了，做功课的时间到了”打断，要他们去做功课时，他们会相当地不情愿，即使到了书桌前，也是心不在焉，还一直想着刚才的电视或连环画。在这种心理状态下，做功课的效率自然不高。

碰到这种情况，家长应该调整原订的计划，抓住适当时机，让孩子紧张的情绪放松以后，再让他们去做功课。这样效果要好得多。

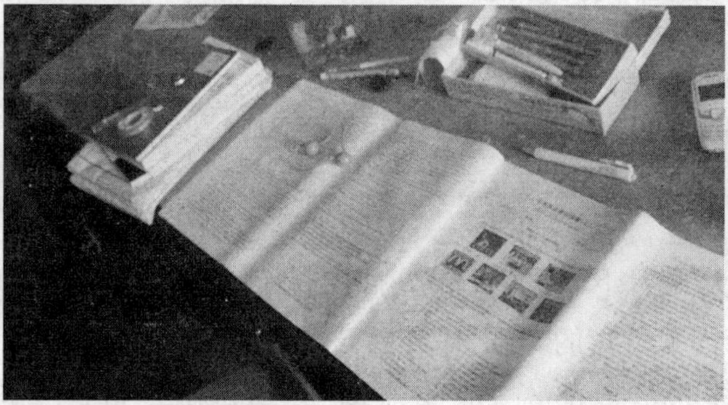

作　业

方法三：轮换科目。小孩子如果一直做同类的作业，往往会产生厌烦的情绪，心理学上称之为“心理饱和”。相反，对于性质完全不同的东西，即使需要一定的紧张度，但因为还未达到心理饱和的状态，可以产生新鲜感。

因此，同样是做功课，如果数学做腻了，可以让孩子换一个科目，如语文或英语等，孩子就会愿意继续做下去。

方法四：巧用个性。正如人人长相各有不同样，每个孩子都有不同的个性。因此有些学习方法对某些孩子非常有效，对另一些孩子却可能无效。

例如，对好动贪玩的孩子，最好能把书桌周围那些和做功课无关的东西都收起来，这样就不会使其因贪玩而分心了。一般来说，父母是最了解自己孩子个性的，因此有责任、有条件让孩子养成适合他们个性的读书方法。

方法五：意愿激励。如果能让孩子了解，为了自己的前途，现在辛苦读书是绝对必要的，那么，对孩子来说，这就将成为一个比什么都强烈的用功动机。可以让孩子谈自己的理想，谈怎样实现让他们的理想。这样一来，许多孩子会自然而然地领悟到：要实现自己的理想，现在就非努力用功不可了。

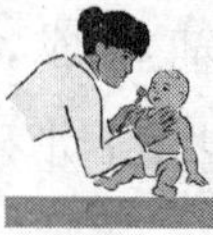

奖励能代替教育吗

一个人的成长与别人对他的期望和称赞是分不开的。能否获得称赞或获得多少称赞，常常被认为衡量一个人才华品德的尺度。孩子也想得到别人的夸奖，如果经常讲孩子不好、懒惰，孩子渐渐会产生一种自卑感。一个经常受训斥的孩子会骂人，而常常得到赞扬和奖励的孩子会懂得自爱。

称赞和奖励是教育孩子的一种手段，使用恰当可以激励孩子的上进心，有助于培养孩子的优秀品质和健全人格。然而奖励是不能代替教育的，如果滥用奖励就可能本末倒置。特别是有的家长对孩子进行无限的奖励：如考试 90 分以上奖 20 元，考 85 分以上奖 10 元；扫地给 5 元，洗碗给 5 元……奖励名目繁多，奖码很重，甚至于把奖励当做酬劳使用，这样反而刺激了孩子的物欲无限膨胀，贪得无厌，养成奢侈浪费的不良品质。

父母们应该明白，奖励只是一种手段，是为了激发孩子的上进心，如果滥用，不但达不到激励的目的，反而将孩子引向歧途。要明白，孩子应该做的，是不能给奖励的。奖励的条件，必须是孩子经过努力才能达到，而不是轻而易举就能做到的，更不是平常应该做的事情。同时奖码不宜过重，仅仅是起鼓励作用，否则就失去了奖励的意义。而且应该以精神奖励、表扬称赞为主，物质奖励为辅。使孩子满足荣誉感和自尊心，激励孩子上进比奖钱奖物更有意义。同时要奖惩分明，相辅相成，不能只奖不罚。不论奖或罚，都要坚持原则，掌握分寸，以奖为主，以罚为辅，相互配合。

称赞表扬虽是一种激发个人活力的教育方法，如使用不当也会适得其反。就像阳光一样，给人以希望和光明，但直射人的眼睛，会使人眼花缭乱。对孩子故意说好话的赞扬及笼统表扬，因不着边际，反而使孩子不高兴，产生疑惑；事事赞扬，反而使孩子感觉不到表扬。只有做了经过较大努力后才能完成的事，家长方予以赞扬，这样会使孩子逐步体会到收获的愉快，而不是外界强加的东西。

家长应关注孩子的“钱”途

经济社会中，为了适应社会，必须让孩子从小树立正确的经济观念。

过于淡化财富或者过于看重钱财都是片面的。如何适当地运用财富也是值得关注的问题。

某校学生小杰失踪四天后终于上学了，老师和家长长舒了一口气。小杰只是轻描淡写地说前几天与“哥们儿”去北京玩了一趟。在老师的连哄带劝下，小杰说出一切：他从小学三年级起就常从家中“拿”钱，每次300元、500元不等，4年中“拿”了不下2万元，但父母并不知道。那些钱都用来买零食、玩游戏机、同朋友聚餐、请人办事了。

孩子拿钱数目之大，次数之多，家长竟然一无所知。眼看孩子大手大脚花钱，家长居然不闻不问，一方面说明家中理财不善，更说明家长对孩子的“钱”途漠不关心。

许多家长极少过问孩子零花钱的去处；也有家庭条件艰苦的孩子却“潇洒”地花钱，家长也没有关注这钱从何而来。直到许多学生在找钱和花钱过程中出了大问题，才引起家长们的注意，但此时有的孩子已经养成了劣习，悔之晚矣。

1. 孩子“财源”面面观

孩子手上的钱主要有以下几种来路：

父母亲友给的零花钱，这是学生的主要“财源”：他们或者每天几块或者每月上千地从家长那里得到零花钱；每到节日，家长或亲友给孩子的钱，累积起来数目也不小；也有的孩子因为考试成绩好而得到家长的“奖金”。这些都可以归为“正当来源”一类。

另外几种就是“不正当收入”了：

一是偷窃。除了像小杰偷自家的钱以外，有些孩子还偷家中的东西变卖，或者几个孩子合伙偷东西变卖成钱。二是勒索。当然还有一些“发财秘诀”：谎称学校收费，向家长要钱；虚报学校收费数目向家长要高价，多出部分据为己有；学校有退款不退回家长。虽然有些人认为这些都是“小儿科”，但却不能忽视。

有些家长津津乐道让孩子倒一次垃圾、洗一回碗筷、买一趟油盐，都要付给一定的金钱作为报酬，干得出色，外加奖金，甚至借用孩子存折上的钱，也要答应还本还要另付高息。

2. 孩子手中的钱到哪里去了

孩子手中的钱的用途，可分为正当消费和不正当消费两种。

正当的消费如买零食饮料、学习用具和礼品卡、支付学校平时的各种费用和捐款等。但这只是很少的一部分，因为精明的孩子会理直气壮地向家长们要回这笔开支，而大部分钱则被不正当地消费掉了，如三五结伙定期去肯德基、麦当劳吃一顿；还有的沉醉于电子游戏机室，游戏机室的老板们就是靠着孩子们的钱赚得盆满钵满；每逢自己或朋友过生日，总免不了一笔不小的开支，甚至约上十几个“好友”，在酒楼包房庆祝；有的学生不做作业不扫地，而是花钱雇人，“按劳付酬”；个别学生每月抽烟费都在200元以上；有的还参与赌博或帮派以求得“人身保护”；等等。

孩子在乱花钱的过程中渐渐养成了许多不良习惯，为了满足开销，就免不了采用不正当的手段“找钱”。金钱的“来路”和“去处”，两者是相辅相成的。

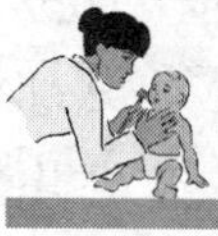

说说惩罚型教育

惩罚型教育为的是树立一种规范和界限。

1. 惩罚型教育的种类

惩罚型教育有很多种。

(1) 听之任之，冷漠、不关心、不理会。

(2) 体罚，包括打孩子。

(3) 批评、责骂。

（4）环境反应。

（5）外界直接惩罚。

2. 罚孩子别罚出心理障碍来

惩罚是一种有效的约束机制，但是它的度最难把握。这是因为同一件事情，对于成人和孩子，后果是不一样的。

惩罚孩子之前，首先要设身处地为孩子想想，这种惩罚是否合适。家长也应该是在平静（而不是急躁或焦虑）中惩罚孩子。不要让孩子成为家长的出气筒，更不要将别的事情迁怒到孩子。

体罚和责骂可以说是最糟糕的惩罚方法，它的特点是处罚立即见效，也许很多家长都应用过。其实这种惩罚会产生很多“后遗症”，如造成心理创伤，或为孩子将来出现攻击行为提供榜样等。

笔者曾遇到过一个这样的病例：12 岁的男孩，每当学习成绩不佳或者犯了什么错，回家后就是挨打，后来母亲下岗，父亲每天工作从早到晚，孩子挨打变得更加频繁，甚至出现因打孩子被警察干预。这个孩子后来出现反社会行为，撒谎、偷窃、打架斗殴。在派出所，父母亲非常后悔，表示一定要好好学习教育孩子的方法。这样的例子在日常生活中不胜枚举。

3. “心罚”甚于“体罚”

“哀莫大于心死”，家长用尖刻的语言奚落、讽刺、挖苦孩子，表面上看比体罚“文明”，但它带给孩子的伤害绝不会比体罚小。体罚更多伤害的是孩子的身体，而

"心罚"更多的是伤害孩子的心灵。受"心罚"的孩子自尊被摧毁，自信被打击，智慧被扼杀。

儿童心理教育专家认为，孩子性格的养成是从小在生长环境中潜移默化培养出来的，在孩子成长过程中，经常使用带有惩罚性质的话语，会使孩子养成自卑胆小的性格，或者产生对立情绪。有些家长认为孩子年龄还小，没有自尊心、羞耻感，这大错特错！其实两三岁的幼儿也有自尊心，只不过孩子的自尊表现形式不一样。

俗话说："良言入耳三冬暖，恶语伤人六月寒"，家教成功的父母是深悟"良言"妙用的。他们善于观察与揣摩子女的心态处境，然后选择时机有针对性地用"良言"抚慰他、温暖他、激励他。当孩子受窘时，不妨说几句话解围；当孩子沮丧时，适时说几句热情的话予以鼓励；当孩子疑惑时，及时用柔和的语言给他提一下醒；当孩子自卑时，不忘记用他的"闪光点"燃起他的自信心；当孩子痛苦时，尽量设身处地地说些安慰的话……这样，孩子蔫了的理想之花又会渐渐开放，垂落的人生之帆又会慢慢扯起。"良言"是家教的清风和春光，会迎来家庭氛围的青山绿水。

父母要为子女做好榜样

俗话说："上梁不正，下梁歪"，"什么颜色的染缸，出什么颜色的布"。家庭是孩子的一个温馨的港湾，是培养新一代的摇篮，也是最初的教育场所。家庭是孩子生长、活动的最小单元。父母是孩子的第一任启蒙老师，孩子与父母接触最频繁，也最容易受父母言行的影响。父母的言传身教及种种有意无意的引导和影响，对子女成长起着相当重要的作用。家庭中的各种因素对孩子的教育起着关键的作用，因此，家长的洁身自律、以身作则，用良好的言行去感化、教育孩子是家庭教育中的重要环节。教育孩子是父母的天职。孩子幼小，缺乏知识经验，理解能力弱，但是吸收和模仿力极强，父母是子女的最初榜样，幼小的心灵认为父母的一切都是好的、正确的。因而，父母要用自己的模范行为去影响儿女，家长的一言一行都有可能成为孩子模仿的对象。

首先，父母要净化语言。不少父母对自己的坏习惯却满不在乎，不加检点，在家里、在公共场所、在单位上，出口成“脏”、互相骂娘习以为常。平日里责骂孩子也是满嘴脏话。还有不少家长，张口假话，闭嘴谎言，殃及子女健康成长。从调查中发现，说谎的孩子中，其家长也有相应的毛病。这些父母不知不觉中成了说谎话、说假话的教唆犯。少数家长，则是一口的江湖流腔或“长舌妇”相。夫妻聊天，也是“哥们儿”长“姐们儿”短。在串门闲谈时，信口雌黄，秽语诽谤。

子女闻污无知，久闻成习，原物照搬。还有的父母，当着子女的面发牢骚，讲怪话，发泄在单位受的气。也有的家长，因精神空虚，常以夸大、吹牛为荣。因而子女耳闻目睹也学会了，或许孩子们还认为这就是常用的语言。这与培养儿童向善向上的宗旨是背道而驰的，对孩子们的幼小心灵是十分有害的。因此为父母者，要自觉地加强自身的素质修养，净化家庭语言，为孩子的健康成长创造一个良好的环境。为了子孙后代的教养和成才，不但家庭、学校乃至整个社会都要讲究文明，宣传道德风尚，尽力使儿童的灵魂勿受“不洁语言”的污染。

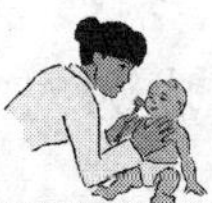

家庭情况影响孩子身心健康发育

家庭的结构状况、情感气氛、人际关系、教育方式，直接影响着孩子心理品质的形成和发展。家长日常生活中的言行是孩子模仿的模式：母亲每天浓妆艳抹，女儿也学着胡乱涂鸦；家长搞“关系学”，孩子“走后门”；父母挥霍浪费，大手大脚，而子女也不会勤俭节约；家长自私自利，倚势逞强，孩子也专横跋扈，毫不讲理；父母做事不认真，粗心大意，子女也会马马虎虎，丢三落四……父母的行为对孩子有潜移默化的作用。

假如家长说的是一套，做的又是一套，孩子要么看不起父母，要么学父母的坏样。有些家长私心较重，处处以自己的利益为重，做事不能吃亏，甚至还传授经验给孩子占便宜，损公肥私，使子女养成以我为中心的自私心理。有赌博嗜好的家长，由于他们把注意力集中在赌桌上，不可能在生活上很好地关心和照料孩子，更谈不上对孩子进行思想品德教育。父母在家中打牌赌博，既影响孩子的学习和休息，也容易使孩子模仿赌博，使儿童的身心健康受到严重摧残。

家庭是社会的细胞，父母要为祖国哺育好下一代。因此，家长须洁身自律，以身作则，言行一致，不仅要把孩子养得身强力壮，还应让他们的心理行为得到健康发展。这是社会的要求，也是父母应尽的责任。少年儿童是祖国的财富，家庭、学校乃至全社会，所有的成人都有责任做好榜样，使少年儿童身心健康成长，成为对社会有益的人，有道德的人，对国家有所贡献的人。

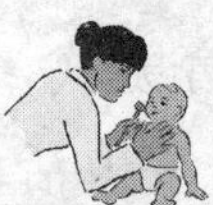

怎样对待孩子之间的冲突

身为大人，怎样对待孩子之间的冲突？有些父母会在冲突中偏袒自己的孩子，有些父母则为对方小朋友说话，还有一些父母要追究到底是谁先动的手……父母怎样做会更好呢？首先，明确应该在什么时候不插手。一般的打打闹闹、推推搡搡不会引起伤害，也不需要大人的干涉。不必要的插手只会剥夺孩子获取宝贵社交经验的机会。在这种无害的推搡中，他们通过亲身体验来学习人际关系是怎么回事、怎样才能和平相处、出现问题时都会发生什么情况。

如果孩子之间有矛盾，你可以给他们做示范，教孩子如何协商和谦让。比如，如果两个孩子争夺一辆小卡车，你可以再拿一辆来，让两个孩子都高兴。如果两孩子人争夺唯一的玩具，你可以建议他们“轮流玩”。要是孩子们拒绝退让，你可以施加规则：“要是你们不轮流玩，我就把这个玩具拿走。”然后再建议他们做另外一种在成年人关注下的有趣活动。

其次，明确应该在什么时候介入。如果矛盾升级到暴力（如打、咬、掐等），一方明显会受到伤害，父母应该立刻介入并制止。不要马上呵斥进攻者，而是先救出并且安慰受伤的孩子。如果你的孩子是攻击者，先把被攻击孩子的注意力吸引走，而后把你的孩子带到一边。平静地、毫无怒气地、简单地解释他的行为是不被接受的。你可以警告他再次攻击他人的后果：“要是你再这样，我们就回家了。”发出这样的警告后，一定要说话算数。

最后，不要偏袒任何一方。有些父母会在冲突中偏袒自己的孩子，有些父母则为对方小朋友说话，还有一些父母要追究到底是谁先动的手。虽然可能出于好心，这些举动却不恰当。袒护任何一方都是不公平的，也没有必要追究谁先动的手。介入孩子矛盾中时，父母应该是和解使者，而不是法官或者陪审团。谁先动的手不重要，重要的是你要制止这场冲突。

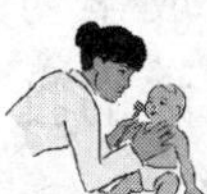

当你的孩子在遭到大孩子欺负时

当父母发现自己的孩子遭受大孩子欺负后，除了教育大孩子外（一般对人家的孩子不能多说什么，以免引起大人之间的误会)，主要指导自己的孩子：

(1) 鼓励孩子要有自信心，不要别人说什么就是什么；

(2) 鼓励孩子不要胆怯，不要怕大孩子，他若欺负你，就来告诉妈妈；

(3) 教导孩子不要躲避大孩子，不必凡事让着他；

(4) 看守好你自己的东西，不把自己的东西随便给人；

(5) 要敢与大孩子据理力争，勇敢的姿态能震慑对方；

(6) 可以协商大家一起玩，彼此分享。

这些措施会增强你孩子的自信心，提高他的胆量勇气，培养他的拼搏精神，使他学会社交技巧。

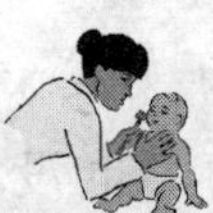

孩子做事拖拉怎么办

现实中有这样的孩子：他们也没有什么业余爱好，也能够把时间全部用在了学习上，学习成绩一直都很不错，但由于做事和作业拖拉，每次都不能按时完成学习任务，不能按时交作业，因此经常受到家长和老师的批评，同学们也都不愿意和他交往。连个好朋友都没有，他自然会感到很压抑，也很苦恼，觉得没有人能够理解自己。

这种孩子的问题在于，由于从小养成了做事拖拉的习惯，上学后又把这种习惯延续到学习、做作业和校园活动中，因为不能守时、按时地完成任务，又不断地受到老师、家长的批评和同学们的白眼，因此自信心逐步弱化，感到自卑，逐渐将内心世界封闭起来，形成了人际关系障碍。这种孩子做事、做作业拖拉是原因，自信心受挫甚至产生自卑是心理过程，造成的人际关系障碍是结果。为此专家建议：

（1）不良的学习和行为习惯来自于家庭的教育方式和行为方式的影响，因此首先要在家庭中纠正。

（2）父母要以身作则，家庭活动要定时、守时、按时完成；对孩子要强调时间观念，先安排一些简单的家务、游戏，并规定时间完成。

（3）每天孩子做作业要求提前1～2分钟完成，注意巩固和持续。

（4）要求孩子做一项简单的体育活动，比如做俯卧撑、仰卧起坐、举哑铃，以做10个为起点，每天增加1个，坚持1个月，然后保持或适时增加。

（5）告诉孩子人际关系的黄金法则，即要想得到别人的尊重，首先要真诚地付出自己的爱心。用一颗平常心参与到学校的各种活动中，不要太在乎别人的看法。

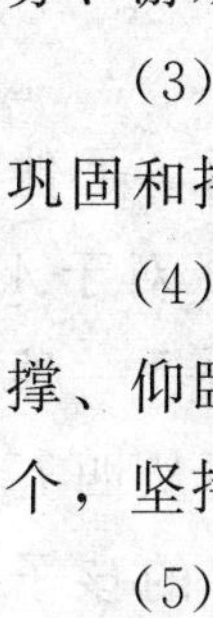

物质奖励不要太多

为了让孩子好好学习，或者安心把作业写完，父母往往会想尽办法，软硬兼施，最拿手的一招就是许诺："做完作业我就给你买玩具"，"进了班级前3名，我带你去公园"等。儿童心理专家指出，奖品固然可以强化某种良性行为，但它们又可能使人只对奖品感兴趣，而对被奖行为本身失去了兴趣。

心理学家们曾经做过这样的试验：挑选一些喜欢绘画的孩子，将他们分为两组。A组的孩子得到了一个许诺，即"画得好，就给奖品"，而B组的孩子们则只是被告知"想看看你们的画"。3个星期以后，这位心理学家发现，A组的孩子们大多不再主动去画，他们绘画的兴趣明显地降低了。而B组的孩子们则和以前一样愉快地绘画。可见，对于孩子们来说，精神上的奖励比物质上的奖励重要得多。

从人的感知来看，人最先容易感兴趣的东西，是他能够看到、听到、闻到、触摸到以及吃到的事物。对于4岁以下的孩子来说，对物质刺激的敏感，更多的是一种生理本能，也就是人们常说的"有奶就是娘"。而从四五岁开始，孩子的精神世界开始逐步丰富。六七岁的孩子已经有了自我成长的愿望。父母在这一时期，应该逐步增加对孩子的精神鼓励。

随着孩子年龄的增长，他们会不断增强自己的社会性，不断提高自己在精神、情感等方面的需求。他们会通过对大人的模仿，追求在精神世界里的满足。精神奖励是相对于物质奖励更高层次的奖励，它能够促使孩子的精神需要不断地迸发出来，从而成为一种自发的行为。

这种后天的刺激，特别是精神上的鼓励，能够促进人的大脑不断思考、不断提高。因此，随着年龄的增长，物质激励的比例应该逐步减少，精神激励的部分逐步增加。

但对于 6 岁以下的孩子来说，物质奖励是不可缺少的。比如孩子考得好，给他买个漂亮的书包作为奖励，或者是送一个小玩具，都能使孩子非常高兴。这些物质奖励可以迅速、直接地在孩子和学习中建立一种联系，精神上的快乐能够强化孩子对学习的兴趣。

现实生活中，有些父母在教育孩子的时候，总是过于简单。要么在物质上一味满足他们的要求，要么一味地只进行精神鼓励。这种“一刀切”的教育方式，是非常不科学的。如果对孩子的刺激总停留在物质奖励这一低级、原始的阶段，那孩子对精神和情感的投入也会减少。最终的恶果是让孩子变得贪婪，逐渐发展成唯利是图的“小魔鬼”。当然，精神奖励也要适度。过度的精神奖励会让人自我膨胀，导致孩子骄傲自满，日后可能吃大亏。

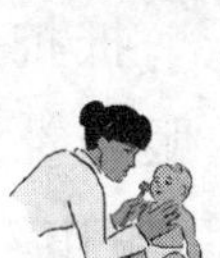

年轻父母管教孩子的 6 大注意事项

1. 喂奶时间不宜过长

孩子喂奶时间过长容易造成营养不良，因为母乳中十分丰富的营养物质是有一定时间界限的。初乳营养确实丰富，这就是提倡母乳喂养的意义所在。不过，随着时间的推移，母乳中的营养成分会逐渐减少。

我国科学家研究表明：产后30天里的每100毫升乳汁中，含脂肪3.8克，蛋白质2.25克，还有大量的免疫抗体和微量元素。在250天时，其含量仅剩30天时的1/2，而水分含量大增。

小孩两岁以后，母亲的乳汁几乎全是水，仅含少许糖，基本上没有什么营养。如果孩子长时间吸吮这种奶水，势必发生营养不良。

由此可见，当孩子出生6个月后，就应逐步喂以菜汤、肉汤等辅食，逐步减少奶水和喂量，孩子出生后12个月左右断奶最为适宜。

2. 不要迷信滋补品

有些年轻的父母迷信滋补品，认为其是有病治病、无病强身的灵丹，因而经常给孩子吃“补药”。滋补品虽然有一定的滋补作用，但既要对症又要适量，否则就会造成性早熟等不良后果。

现代医学研究发现，性早熟的孩子，最终的身高普遍比正常的孩子矮小，智力发育低于正常的孩子，抵抗力也有明显差距。因此，即使身体虚弱的孩子需服用补品调理，也应在医生的指导下，根据具体情况适量服用，以免得不偿失。

3. 不可摇抛逗小孩玩

有些父母亲总喜欢将小孩抱起来用力摇动，甚至反复向上抛以逗小孩玩。

其实，这种做法害处很大。因为小孩的头部较大又较重，而颈部肌肉软组织收缩力较差，大脑正处于发育旺盛阶段。

抛摇动作容易损伤小孩的脑组织和颈椎，非但会影响智力的发育，还可导致癫痫、颅内压增高和痴呆等疾病。

4. 不可让孩子睡在父母中间

人体的脑组织耗氧量最大，而小孩大脑的耗氧量比成人更大。

小孩睡在父母中间，受父母排出的气体两面夹攻，使小孩生活在供氧不足且二氧化碳饱和的环境里。

久而久之，孩子脑组织的新陈代谢会受到影响，容易使孩子睡不稳或半夜哭闹不停等情况，严重影响孩子的正常发育。

5. 不可对孩子的后脑、后背、屁股等处乱打

有些年轻父母在小孩淘气时，就往后脑、后背、耳部和屁股乱拧乱打。人的神经系统主要分布在后背的脊柱骨中间，打小孩的后脑或后背时，会造成震动和压强过大，容易使其中的神经受到损害。

还有的父母以为屁股上肉多打不坏，其实，这个部位有坐骨神经，用力打会造成坐骨神经损伤。

还有，小孩的耳神经末梢反应非常敏锐，肌肉又很嫩，拧耳朵时会损坏“听会”和“听宫”等穴位，导致耳膜受损，从而造成耳功能障碍，损害小孩的身体健康。

6. 不能捏着孩子的鼻子灌药

年轻的父母常常一只手捏住小孩的鼻子，另一只手

用汤匙喂药。如此做法容易使药液呛入气管，轻者引起呛咳、涕泪交流，发生吸入性肺炎；重则引起呕吐、发呆、眼直视和面部发红，甚至造成窒息死亡等严重后果。

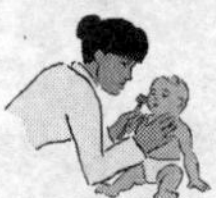

家庭教育十大原则

良好的家庭教育对孩子健康成长很有帮助。

1. 平等原则

心理学研究证明，孩子与父母平等地争辩，不仅是互爱的一大体现，而且能够帮助孩子树立信心，明辨是非，丰富想象力和创造力。

而“独裁”对孩子人格的影响是灾难性的。许多家长觉得辛辛苦苦赚钱养孩子，孩子就应该听自己的，必须服从自己。这种观念应该改变，要把孩子看做是与自己平等的人。

2. 尊重原则

我们尊重孩子，孩子才能尊重我们，有的家长只希望孩子对自己言听计从，而不能有自己的观点或者申辩一下，否则就对孩子大声训斥。这种孩子长大后很可能是一个人云亦云的人，没有自己的观点。

3. 感情交流原则

很多家长错误地认为：“有书你读，有饭你吃，有衣服你穿，还想什么?”但人的成长不但需要物质，也有精神、情感的需要。家长忽略孩子的精神、情感需要，孩子和家长就没话说。长期下去，儿女和家长相处会变得越来越尴尬。

4. 自由原则

很多家长把孩子管得很严，却往往吃力不讨好，甚至引起悲剧。应相信孩子的能力，给孩子一个自由发展的空间。

5. 统一原则

家庭的教育要和学校统一，否则孩子无所适从。另外，家庭成员之间教育的观念要一致，否则孩子不知道听谁的，结果就谁的都不听。

6. 榜样原则

家长是孩子第一个模仿的对象，家长一定要做好榜样，别在孩子幼小的心灵里种下不良的种子。

7. 信任原则

谎言是从不信任中来的。如果你从孩子小时就很信任他，孩子就没有说谎的必要。

8. 宽容原则

人非圣贤，孰能无过？孩子在成长的过程中，自然会经常犯错误。家长应该宽容地对待，大可不必“小错大骂，大错木棒伺候”。

9. 鼓励原则

许多家长有个坏习惯，当孩子取得好成绩时便说：“是不是偷看来的？”当孩子成绩差时又说：“你从来都是这样差的。”尽管是很随意的一句话，却大大伤害了孩子的心。在家庭生活中，应该多鼓励孩子。

10. 方法转变原则

教育方法要随孩子年龄的增大而不断改变。

总之，不管你采取什么方法来教育孩子，只要让你的孩子感到生活很幸福、很愉快、很健康、很快乐，使他富有爱心，充满信心，对前途满怀希望，那么，你就是成功的家长。

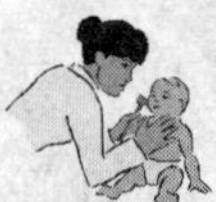

树立父母威信的九字真经

德——父母要加强思想品德修养，以高尚的道德情操，完美的人格力量，在孩子的心目中，树立起高大的形象。

能——父母要在实践中不断提高自己的才能，掌握真实本领。没有真才实学的父母，很难让孩子真正佩服。

严——父母要建立起融洽的亲子关系。失度的爱，扭曲的爱，都会产生亲子间的感情障碍。

尊——父母要尊重孩子的人格、权利、兴趣爱好、自主选择，不要把自己的意愿强加给孩子。

信——父母要取信于孩子，对孩子要讲真话，讲实话，不要乱许愿，承诺要兑现。

和——父母之间的关系要和睦，对孩子的态度要和蔼。要讲民主，讲平等。

宽——父母对孩子要宽容，要体谅。要允许孩子有缺点，给孩子自省改过的空间。

听——父母要倾听孩子的心声，要与孩子多交流，时刻关心孩子的精神需求。

看——父母要善于发现孩子的闪光点。孩子有了进步，要及时给予表扬、鼓励，使孩子认识到自己存在的价值，增强自信。

让孩子明白“为什么要用功读书”

如果你被别人强迫做自己不以为然的事，心理上一定会觉得痛苦不堪。例如火车在两站之间忽然莫名其妙地停下来，等到广播说明了理由，乘客才会松一口气。这种心情和读书正是一样。如果不告诉孩子为什么要读，而只一味地勉强孩子，只有使他们焦躁厌烦，却不能激发他们想读书的意愿。

要让孩子了解非用功不可的理由，是极为困难的，因此有必要一再重复这理由。这种重复可以转变成暗示，即使不必啰唆地强制，孩子也能感觉到，而在内心同意这想法，于是不得不用功的意识也就渐渐牢固而确实了。

怎样科学地保护孩子

2～3 岁的幼儿，没有“危险”的概念，周围的世界对他们是那样新奇而诱人。他们的身体迅速成长，急于学习，对什么都想看看，摸摸，尝尝，玩玩，跃跃欲试。如果成天把孩子搂在怀里，放在床上，不许下地，不许摸东西，那是不行的。妈妈的责任就是既要引导孩子认识事物、顺利成长，又要保护他不受伤害。为此，应注意以下几点：

(1) 不要让幼儿到厨房去。厨房是烧火做饭的地方，烧水、炒菜，用火，用电，孩子进去容易受伤害。

(2) 房间的电灯、电视、冰箱的线路要完整无损，裸露的电线要修理。开关要高一些，插座要采和安全插座，防止孩子摸抓。

(3) 大人抽烟时应远离孩子，不要抱孩子喝汤饮茶，热水瓶和杯子要放在孩子摸不到的地方，防止开水、热汤等烫伤孩子。

(4) 不要让两岁以下的孩子单独在浴盆里，防止滑倒呛水；淋浴时要防止水灌进孩子耳朵；别让孩子在游泳池边、湖边、河边、井边爬行或奔跑。

(5) 幼儿窒息是经常发生的且最为严重的意外灾祸。如别针、发夹、钉子、玻璃球、硬币等，他们喜欢玩，动不动就往嘴里放，以致误入咽喉、气管，也有的卡进鼻孔、耳朵里。这些东西一定要放好，不能给孩子当玩具。幼儿吃饭时，要剔出骨刺等，时刻注意安全。

(6) 孩子的衣裤要宽松简单，多余的过长的绳带要去掉，扣子要钉牢。

(7) 要把家里的刀、剪、针、钓鱼钩等放在安全地方，镜子、玻璃等易碎物品不要让孩子摸抓，以免发生割伤。

(8) 不让孩子到窗台、阳台或高处、桌子上玩耍，不让幼儿自己爬楼梯。

(9) 家庭用药要保管好，以防孩子误食。要把毒物和容易造成污染的物品，如油漆、汽油、来苏水、硼酸水、染发剂等放在孩子拿不到的地方，并和食物分开。

(10) 大人的一举一动对孩子影响很大，如喝酒、抽烟、打麻将等，要避开孩子。

要让孩子懂得拨打自救电话

1. 如何拨打“110”报警电话

(1) 拨通“110”电话后，应再追问一遍：“请问是‘110’吗?”一旦确认，请立即说清楚发案、灾害事故或求助的确切地址。

(2) 简要说明情况。如果是求助，请说清因为什么事；如果是发生了案件，则说明歹徒的人数、交通工具和作案工具等情况。

(3) 如果是灾害事故，请说清灾害事故的性质、范围和损害程度等情况。说清自己的姓名和联系电话，以便与公安机关保持联系。

(4) 如果歹徒正在行凶，拨打“110”报警电话时要注意隐蔽，不让歹徒发现。

2. 如何拨打“119”报警电话

(1) 拨通“119”电话后，应再追问一遍对方是不是“119”，以免打错电话。

(2) 准确报出失火的地址（路名、门牌号）。如说不清楚时，请说出地理位置，说出周围明显的建筑物或道路标志。

(3) 简要说明由于什么原因引起的火灾及火灾的范围，以便消防人员及时采取相应的灭火措施。

(4) 不要急于挂电话，要冷静地回答接警人员的提问。

3. 如何拨打“120”医救电话

“120”电话是国际通用的医疗救护电话，是日常生活中寻求医疗急救的专用电话。

(1) 拨通“120”电话后，应再问一句：“请问是医疗救护中心吗?”以免打错电话。

(2) 说清需要急救者的住址或地点、年龄、性别和病情，以利于救护人员及时迅速地赶到急救现场，争取抢救时间。

(3) 说清自己的姓名和联系电话号码，以便与救护人员保持联系。

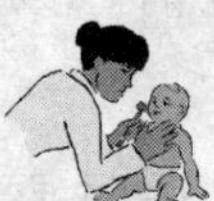

儿童防火安全须知

预防火灾的措施很多，父母要教育子女，从以下日常生活中的小事做起：

（1）不玩火。有的同学对火感到新奇，常常背着家长和老师做玩火的游戏，这是十分危险的。玩火时，一旦火势蔓延或者留下未熄灭的火种，容易引起火灾。

（2）不吸烟。吸烟危害身体健康，又容易诱发火灾，要遵守学生守则和学校的规章制度，坚决杜绝吸烟。

（3）爱护消防设施。为了预防火灾，防止火灾事故，居民楼、公共场所都设置了消防栓、灭火器、消防沙箱等消防设施，还留有供火灾发生时人员疏散的安全通道，要自觉爱护消防设施，保证安全通道的畅通。

家庭中的火灾常由用火不慎和使用电器不当引起，家长要告诫孩子注意：

（1）使用火炉取暖，火炉的安置应与易燃的木质家具等保持安全距离。烘烤衣物要有人看管，人不能长时间离开。火炉旁不要存放易燃物品。

（2）生火时，不要使用煤油、汽油助燃，以防猛烈燃烧发生火灾。掏出的未熄灭的炉灰、煤渣要倒在安全的地方，以防引起别的物体燃烧起火。

（3）使用家用电器要符合安全要求，不乱拆卸，以免造成安全性能下降，引发火灾。使用发热的电器（如微波炉）要小心，按说明书使用。电器使用完毕或人离开时，要及时关闭电源，以防电器过热而发生危险。

（4）要防止煤气泄露，使用完毕应关闭气源。煤气罐应远离火源使用；要定期检查，确保煤气设施及用具完好。

第八章　教育孩子养成良好的健康习惯

爱争执的宝宝性格培养

一个正在向独立、自我完善方向发展的孩子不可能事事同别人保持一致，差异是极为正常的。但是有些孩子太爱与别人争执。这些孩子有各种情况，有些孩子不会克制自己，有些孩子是因为缺乏社交技巧，也有些孩子是想用拳头树立自己在同伴中的权威，还有的仅仅是在模仿别人。

（1）正面指导。告诉孩子在碰到争执时怎样做，比如可以对同伴讲讲道理。

（2）态度要冷静。孩子们发生争吵时，让他们做一次深呼吸，让每个孩子心平气和地说明争吵的理由，不能骂人。

（3）退出争吵。有时解决争吵的方法是让孩子走开或让步。

（4）奖励。制定一个可行的目标，约定好奖励的办法。如果孩子和伙伴争吵的次数减少了，就允许他做一件他喜欢的事情。

（5）事先警告。如果孩子仍然打架，就要受到处罚。

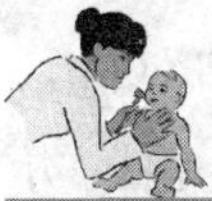

柔弱的宝宝性格培养

在幼儿园这个小社会中，每天都会有很多的事情发生。也许今天宝宝回家的时候是开开心心的，但是有一天，宝宝回家，脸上带着小伤，或者衣服上有明显的破痕；或者虽然什么都没有，但是宝宝泪眼汪汪地告诉你：妈妈有人欺负我！这个时候，你该怎么办呢？

有些父母得知孩子被欺负时，会非常生气和难过，有时会把责任推给老师，当着孩子的面就数落老师的不是，或者直接带着孩子去与对方父母交涉，这些更不是明智的做法。

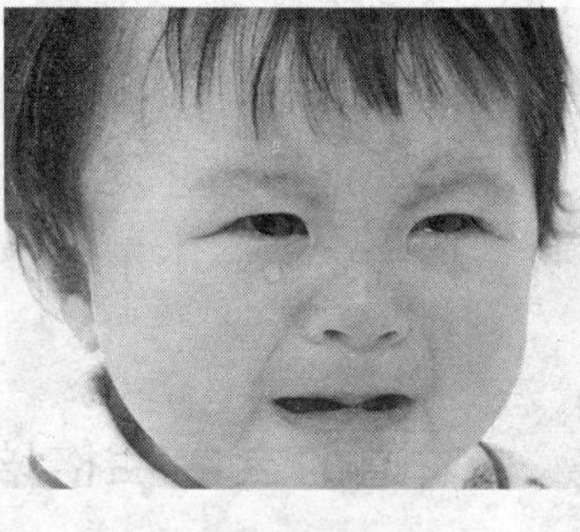

哭泣中的宝贝

（1）不能用怒火或责骂来加重孩子的心理负担。孩子受到欺负，情绪已经很不好，如果再受到父母的责备，他就会把父母的难过理解为对他的失望，因此觉得自己很没用，孩子就会更加胆小怕事。所以，父母要让孩子知道，他被别人欺负并不是他的过错，告诉他，无论是谁，欺负别人都是不对的，如果有人故意欺负他，你一定会帮助他。

(2) 和孩子谈谈。了解孩子被欺负的经过和真相，帮他分析其中的原因：是否有他的责任，而别人是故意欺负还是无意的。如果别人是无意的，就较宽容的对待。

(3) 教孩子学会提前反应，主动提出解决问题的办法或请求帮助，千万不要“以暴制暴”，用拳头解决问题是不可取的，反而会使孩子的处境更糟。

(4) 平时鼓励孩子多交朋友，放手让孩子自己去面对自己的事情，和小朋友相处，不要怕孩子吃亏而过分保护。孩子在幼儿园里朋友越多，他就会越开朗自信，受到欺负的机会就会越少。

(5) 当孩子确实受到比较严重的伤害时，父母一定要控制自己的怒火，体谅孩子的年幼无知，和老师一起分析情况，安定情绪并同对方父母商讨合理的解决办法。吵闹只会伤害感情，于事无补。

霸道的宝宝性格培养

有些宝宝在与小朋友们在一起玩的时候，总是惧怕比他大的或厉害的孩子，什么事遇到他们就得礼让三先或退避三舍，连自己的玩具被抢走了也不敢吭声，更没勇气要回来，可怜地站在一边看别人玩。但在比他小一点的弟弟妹妹面前，那就像“山上无老虎”，“猴子称霸王”，什么都得听他的，什么事都是他优先，还把他们的玩具抢过来玩，蛮不讲理，盛气凌人。

孩子出现这种欺软怕硬的情形，非一日形成，这与他成长的经历密切相关，在他几年的经验中总结出这样一个道理：比自己厉害的就不要惹他，比自己软弱的就可大打出手。那么这么小的孩子是如何获得这样的经验的呢？我们不要忽视幼儿敏锐的观察能力和准确的推断能力。如果父母在家教中“分工”，一惩一纵，一严一松，很容易使孩子在家里只怕一个人，只听一个人的话。“红脸”在家时，他会安分守己，乖巧得很，而一旦只有“白脸”在家，他则会我行我素、为所欲为，甚至无法无天。长此以往，孩子会变成“欺软怕硬”的“两面人”，使用不同的态度和方法对待不同脸谱的人，甚至因为逃避责罚或迎合表扬而隐瞒过失、编谎说谎，其后果是极为严重的。

当父母发现幼小的孩子有这种畏强欺弱的情形时，要及时引导，让他从那个怪圈里走出来。

在你的孩子欺负别的小朋友时，就要教导他如何来对待小弟弟妹妹：

（1）让孩子认识这种观念，别的大孩子欺负你或抢你的玩具是不对的；

（2）你是大孩子欺负或抢比你小的孩子的玩具也是不对的，不光彩的；

（3）有本事的人，是打坏人，保护、关心和帮助小孩子；

（4）与小朋友一起玩，可以相互交换玩具玩；

（5）让你的孩子对小朋友产生同情心，爱护他们，就像妈妈爱你一样。

这样让孩子认识到只有以诚实和爱心对待小朋友时，大家都愿意与他一起玩，这种意识将影响到他未来的健康成长历程。

孩子的很多观念的形成直接受家庭影响，父母是他的第一任老师，父母在家里的言行举止是孩子心灵的一面镜子，要想你的宝宝长成一棵参天大树，在精心护理这株幼苗的同时，父母要修心养性，注意自己的一言一语和一举一动。

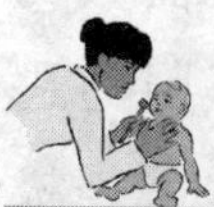

做个快乐宝宝的性格培养

从某种意义上说，独生子女很孤独，平时在家没兄弟姐妹陪他玩，只能和父母玩。许多父母陪孩子玩，往往带有一种“目的”，在玩得过程中总会让孩子隐约有束缚感。但如果生活中只能和父母玩，孩子该从哪儿寻找自己的乐趣呢？

其实，孩子之间的集体活动是最完美的解决方案，他们在自己的群体活动中才能做到真正的无拘无束、身心放松，这对孩子的成长有着重要的意义。因此生活中，父母应少些不必要的担忧，还孩子自由，对于那些害羞、胆小的孩子，更要对他参与集体活动进行鼓励。

具体做法可参考以下四点：

（1）提供必要的玩具游戏材料、空间与时间，让孩子与亲朋邻里间的孩子游戏交往，鼓励他们参与社会及幼儿园组织的各种类型的丰富多彩的集体活动，可以利用节日游园、郊游踏青、参观游览、走亲访友、演出比赛等机会，有意识地安排孩子与集体频繁接触，增进孩子对集体活动的认识与了解，提高孩子参与的热情和积极性。

（2）发挥同伴间的鼓励作用，允许孩子失败，用掌声等增添孩子的自信。给孩子提供发挥特长、帮助别人、服务于集体的机会。了解孩子在集体活动中的困难，给予帮助，如技能技巧不熟练，父母可在家帮助练习，彩排；条件不充分的，帮助准备等，变被动为主动。

（3）让孩子懂得有些事要大家合作才能完成好；也可让孩子自已找朋友，从跟他喜欢的伙伴共同参与逐步过渡到大家共同活动，用同伴的热情与积极性感染孩子，影响带动孩子。另外，在集体活动中要给孩子提出具体要求，分配具体任务，活动项目也应该利于孩子间合作。

（4）做有心的父母，发现孩子在集体活动中表现出的点滴进步，并及时给予肯定和鼓励。因为鼓励性语言是孩子参加集体活动的无形动力，所以，我们不要放掉任何一个表扬、鼓励的机会。

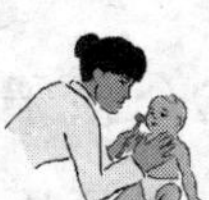

不合群的宝宝害处大

不合群的孩子虽然说不上是什么病，只能算是一种气质类型，但却妨碍他们去适应环境和学习新知识，这样的孩子长大以后很难与人合作，也很难适应今后社会发展的需要。调查表明，合群的孩子在知识范围、语言表达、人际交往等方面均明显优于性格孤僻、不爱交往的儿童。

孩子不合群，性格孤僻，不仅脱离周围的小朋友，而且明显地影响孩子的进取心，甚至损害身体健康。孩子不合群，跟先天气质有关，但更主要的原因是父母封闭式的教育所致。父母整天把孩子关在家里，把电视机当保姆，与玩具游戏机和小人书等为伴，不让孩子出去和其他小朋友接触玩耍，担心与别的孩子一起会产生矛盾，甚至会染上坏习气，有个孩子在日记里写道："我没有兄弟姐妹，爸爸妈妈又不让我和别的小朋友玩，唉，我只好把养在笼子里的两只小鹦鹉作为我的伙伴了。"这样下去，天长日久，孩子也成了笼中之鸟了。

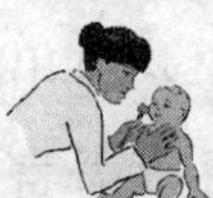

孩子不合群的原因分析

孩子不善交往的原因在父母，引起孩子不合群的原因与父母对孩子的态度以及家庭环境有重要关系。

父母对孩子过度关切，事事代为安排，往往令孩子失去发展合群性的机会。例如当孩子学习自己玩的时候（约 6 个月大），父母常过分注意他，拿东西给他、抱他，令孩子不能充分、自由地发展自己的兴趣。这样的孩子很少向人打招呼，因为总是父母先开口，教他叫×叔叔或×阿姨。父母常喜欢拿他来向人炫耀，次数多了则令孩子感到尴尬。孩子生病时，父母总是不眠不休的细心照顾，同样，当孩子顽皮时，父母也往往把事情看得太严重，以致小题大做。凡此种种，使孩子太少练习出口让人认同之道，不懂如何合群与讨人喜欢。

入学以后，这类孩子也难以适应学校生活，不容易结识朋友。与同龄的伙伴玩耍时，也不能相安无事，不是争吵打架，便是畏缩，最后被群体孤立。

正因为以上原因，使得独生子女的社会适应能力普遍发展较缓慢。如果不能及时辅导，孩子便逐渐养成孤僻、内向、软弱怕事、沉默寡言的性格，没有一般小朋友的天真活泼气息。另一方面，也会造成做事非常认真，追求完美，以致容易钻进“牛角尖”。

另一项使孩子不善于交际的原因，便是父母过于严肃，尤其是一些初为人父母者，由于缺乏教育孩子的经验，望子成龙之心亦过于急切，便常有管教过严的情形出现。就像一个初学骑马的人，心情紧张，不懂得如何配合马的动作，而对待马的方式也常常过于霸道。在这情形下，马和骑士两方面都非常吃力。然而，有经验的骑士，便知道应如何放松自己去顺应马的活动，怎样才能坐得稳，以及怎样温和地指挥马。带孩子与骑马当然是两回事，但是在本质上，两者是相同的。因此，父母应该放松心情，表现出和蔼、友善的态度与孩子接近。

孩子不合群该如何纠正

采用行为疗法矫治孩子的不合群，常能收到满意的效果，但要有一个较长的过程。

1. 强化接受邀请的行为

不合群的孩子往往不大喜欢接受其他小朋友的邀请，如果父母发现孩子偶尔接受其他小朋友的邀请，即使是很勉强的，也要及时给予鼓励。如果父母发现孩子由接受邀请变为主动要求参加其他小朋友的活动时，要给予强化。这是不合群的孩子向合群转化所迈出的重要一步。

2. 强化邀请别人的行为

多为孩子提供交往锻炼的机会，鼓励他欢迎主动上门来玩的小朋友，并为孩子们提供交往的环境、游戏的场所和感兴趣的玩具。父母一定要不厌其烦地、热情地鼓励孩子多参加集体活动，多接触别的孩子。这种邀请别人的行为，一定要反复强化才会巩固。

如何培养孩子合群的性格

要培养孩子合群的性格，父母应该主动进行教育，而不应等到孩子不合群后才被动进行纠正。

父母要挤出时间亲近孩子，每天有一定的时间跟孩子在一起交谈。节假日带孩子去公园或亲朋好友家走走，积极创造条件让孩子与小伙伴一起玩耍。开始时父母可陪伴在旁与他们一起做游戏，当熟悉之后可让他们自己玩。每次游戏后父母都应比较夸张地表扬孩子玩得好、玩得有趣，使孩子在玩乐中感受到小伙伴的可爱以及集体的欢快。

父母要有意识地培养孩子的合作能力。父母可以交给孩子一些单独一个人难以完成的任务，鼓励孩子与别人合作完成，或向父母求援完成，增加他与别人交往的机会。教孩子懂得一个人的力量很小，有些事情办不到，而大家一起做事情就好办了。

让孩子学会交朋友。心理健康的孩子都有自己要好的朋友，在孩子与小朋友的交往中，父母要教育孩子严于律己，宽以待人，互相信赖，彼此尊重，以培养孩子团结合作的精神。对于爱捣乱、爱逞能、惹是生非的孩子，父母要纠正他们的行为，慢慢地孩子就会融入集体之中。

鼓励孩子参加各种体育活动。体育是一种直接与人正面接触和竞争的群体活动。不论是棋类还是球类，不论是田赛还是径赛，它总是要有两个以上的人参与才有意义。更重要的是，体育活动不但需要智慧和力量，而且需要胆量。

这胆量，正是人际交往所必需的一种要素。鼓励孩子经常参加各种体育活动，既有利于提高孩子的身体素质，有利于培养兴趣，也有利于提高交际能力。孩子一旦爱上体育，就会主动寻找对手，这种寻找，就是交际；合适的对手，往往就是友谊的伙伴。

利用节假日与孩子一起走出家门外出旅游、走向社会、走向大自然，可以增长见识，陶冶性情，也可以培养兴趣、开放胸襟。旅游是一种开放性活动，交际也是开放性的，两者是相通的。交际需要袒露自己，需要主动和热情，一个沉默寡言、性格内向，不爱活动、自我封闭的人，怎么会有很强的交际能力呢？在旅游中，有的要买车票、住旅馆、进饭店、购门票，假如父母有意识地要孩子去做这些事，那么，孩子就可以直接接触到一些新的对象，了解新的交际内容，旅游结束后，孩子的见识也广了、谈资也多了，这又给以后的交际增加了话题。

可以根据孩子的年龄大小，有意识地要他们进行小件物品的购买活动。年龄较小的，如八九岁的孩子，可以叫他们买油盐酱醋；年纪稍大的，如十四五岁的孩子，可以叫他们买鱼、肉、米、煤等，也可要他们买自己穿用的鞋、袜、手套之类。家中有什么旧报纸、旧衣服、空酒瓶等，可以叫他们去收购站卖。商品交易是人际交往中的一种特例。

在交易中，它可以接触到各种各样的人，有利于丰富交际对象和加深对人的了解和认识，从而提高自己的交际能力。孩子由于缺乏经验，在初次交易中可能会吃亏或出现差错，对此，父母不要过多指责，以免影响他们交际的信心。

有意识地要孩子独自做客待客

到同学或邻居家去串门，到亲戚家去做客，让孩子独自去，这都是锻炼孩子交际能力的机会。串门做客，需要寒暄和问候，也需要交谈和有关礼物的收送。

与父母一道去，孩子是附带的，不用应付，没有压力，应酬的主角是父母。让孩子一个人去，自己成了主角，与对方的一切接触都得由自己来应酬，这无疑把孩子推到了前线，促使其考虑如何交际，家里来了客人，有时不妨让孩子去接待，特别是与孩子年龄相仿的客人或朋友，父母千万不要包办代替。

有意识地训练孩子的说话能力。有人说，口语是社会生活的入场券，这话是很有道理的。交际能力的核心是说话能力，因为交际的最直接形式是说，不会说，说不好，怎么交际？会说，说得巧，答得妙，其交际成功的可能性自然就大。

父母可时常出些模棱两可的辩论题与孩子辩辩；也可故意提出一些不正确或片面的观点，让孩子据理反驳；对孩子平时话语中的差错，父母也可作必要的挑剔，帮助其认识。平时，也要鼓励孩子参加演讲赛，鼓励孩子上课或开会时积极发言。

对于能力低下的孩子，父母和老师更要为其特意安排交往的环境，需要手把手地教他和其他小朋友交流的方法，用什么样的动作来参加活动，千万不能因他“不会”或“不懂”而将其弃之一边。

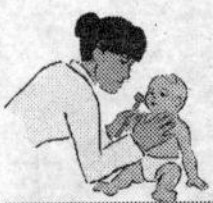

克服三种不正确的认识

在对待孩子的交际问题上，父母要努力克服这样三种不正确的认识：

一是认为交际能力是天生的，无所谓培养不培养。其实，交际作为一种能力，是后天培养逐步形成的，培养的方法主要是实践。

二是认为能说会道不算本事。与心灵手巧一样，能说会道也是一种本事。有人对21世纪的人才定了这样几个标准：①能言善辩；②通文墨；③眼观六路，耳听八方；④会“小兴”，即能即兴抒发感情。这四个标准中竟有首尾两个标准涉及说，可见说在未来社会中的重要性。

三是认为交际要影响孩子的学习。失度的、与不良者交往确实会影响学习，但适度的、与志同道合者、与优于自己的人交往，不但不会影响学习，反而有助于促进学习，有助于智力激活。交际是一种思想、观点和感情的碰撞，在频繁的碰撞中，双方往往可以获得启示，获取灵感，共同提高交际水平。

不宜让孩子产生家中“小皇帝”的心理

近20年来，孩子在家庭中的位置越来越高。可悲的是：家庭越是以孩子为中心，孩子就越以自我为中心。其实，除了婴幼时期，孩子并不需要很多的注意。这情景恰如给他们吃东西，孩子总是要吃，如果您有求必应，他们就会变为贪食者，影响正常发育。长期给予过多注意比这更为有害，它会使您的孩子“自我中心”意识强烈，将来难以适应社会。

怎样防止这种病症呢？很简单，学会把夫妻关系摆到适当位置就行了。因为，在一个家庭里，只要夫妻感情融洽，对他们的爱情结晶自然充满爱心，孩子就会得到一个优越的环境来发展身心，即使出现偏向也较易纠正。

不宜对孩子过分讲民主

孩子不听话多半是家长自己造成的。当你以恳求、做交易、贿赂、空洞的威胁如“下次不准了”或反复讲道理来对待孩子的不合理要求或错误行为，那实际上是鼓励他们不听话。

一个实例是父母煞有介事地与幼儿“争论”。例如你作了一项决定，孩子不喜欢，尖叫道“为什么?”你解释，他再问：“为什么?”你再解释……其实，他并不是真的想寻求答案，而只是引诱你进行一场“辩论”。如果你接受了，就像一脚踏进流沙，永远别想走出来。因为不管你表达得多么清楚，幼儿总是只看见自己的理由。

这时，你只要既不带歉意也不带威胁地简单回答“因为我是父（母）亲，作决定是我的责任”，效果就会好得多。

“讲民主”为的是了解孩子的想法，并鼓励他们发表正确的或含有正确因素的意见，而不意味着迁就，不然，徒然给全家人包括孩子自己带来麻烦。

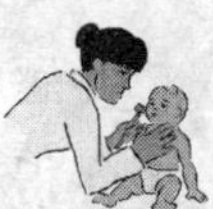

不能盲目满足孩子说一不二

虽然现在的家庭孩子大都只有一个，一切也以孩子为中心，可是也不能让孩子养成说一不二的坏习惯。出于爱子之心，有些父母对孩子总是有求必应，即使他们的要求很过分，也不愿意说不，生怕挫伤了他们的心灵。其实，生活本身就包含种种挫折，只有既体验成功，同时也经受挫折的考验，一个人才能最后培养起成功者的最重要品格——毅力。要让孩子经历并正确对待挫折，拒绝他们的某些要求，是免不了的。“不”和“是”一样，是人才成长的“基本营养素”。要检查你提供的这种营养素是否够量，可以先把本人向往的东西列一张表

（如一辆赛车、一栋新房子或贵重饰物），然后，在今后3年内可能满足的愿望上打一个圈；如果其中打圈的占到20%，你多半就很满足了。

接着，把你孩子今后一年内可能要求的东西列到一张表上（如高级玩具、电子游戏机、时装）。然后在你可能满足他们的物品上打一个圈；那么，会发现孩子75%以上的愿望都如愿以偿。想想看，我们善于克制自己的物欲，却无节制地满足孩子的要求，更糟糕的是，他们达到这种高消费水平不是靠努力、靠牺牲，而是靠抱怨、强求甚至要挟。容忍这种状况，我们实际上教给他们：优裕生活可以不劳而获。

所以，要学会对孩子的某些要求说“不”，只给他们真正需要的东西，这通常只占他们全部要求的25%左右。

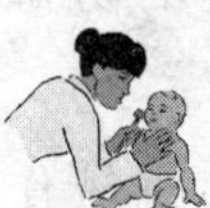

要重视孩子的体格锻炼

为了不把孩子培养成温室里的花朵，必须让孩子从小开始进行体格锻炼。在医生的指导下到大自然中去，通过日光照射、水的刺激、温度变化和全身活动等，提高他们对环境的适应能力，从中可以增强孩子的呼吸、循环、消化、神经等系统的功能，对孩子的茁壮成长是非常重要的。

1. 充分利用“三浴”进行锻炼

要充分利用日光浴、空气浴和水浴等自然因素来增强宝宝的体质。这是因为：

(1) 新鲜空气中氧的含量高，能促进新陈代谢。冷空气可使血管先收缩后扩张。血管扩张的灵活性提高了，机体对寒冷的适应能力就强。

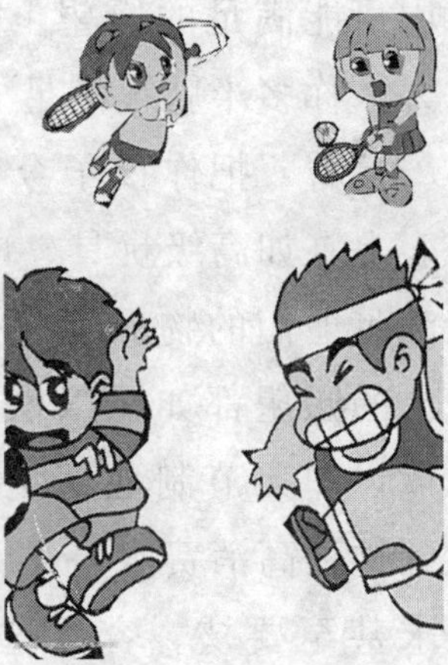

体育运动中，儿童要注意安全，避免扭伤

(2) 日光中有两种光线，对人体健康很重要。一种是红外线，照射人体后，能使血管扩张，增强新陈代谢，使全身感到温暖；另一种是紫外线，照射在人体的皮肤上，可使皮肤中的7—脱氢胆固醇转变为维生素D，可以预防佝偻病。适量的紫外线还可增强全身功能，提高机体的防御能力。

(3) 多接触水，主要是利用水的温度和水的机械作用，给人以刺激达到锻炼的目的。水的导热性强，能从体表带走大量的体热。低温的水再加上水流的强度，可使全身体温调节功能反应加强，促进血液循环，增强身体对外界冷热气温的适应能力。

2. 积极开展体操等锻炼活动

要根据年龄特点展开体格锻炼，因为这不仅可以促进孩子的体格发育，而且通过锻炼还可增强抵御疾病和改善神经系统活动能力。在锻炼时一定要适度，不可操之过急。

（1）婴儿期由被动体操开始，继而做主动体操，同时，可结合大运动的发育过程进行相关的锻炼。

（2）幼儿期的体育活动包括基本动作和基本体操两大部分。基本动作应结合日常生活中不可缺少的走、跑、跳、投掷、钻爬和攀登等动作，以游戏或体育游戏的方式进行，在游戏中熟练了这些动作，使体格得到锻炼。此外，还可配合进行模仿操、徒手操、轻器械操，以及队列、队形进行训练。

（3）4～6岁由于这个阶段身体更壮实，体力更充沛，可根据不同年龄进行相应的体操及跑步等体育锻炼。

及时给孩子做各种体检

1. 检查听力和视力

必须尽早发现孩子听力或视力的问题，从而避免问题的进一步发展，如语言障碍或手眼协调障碍等。你可以进行一些简单的测试。

2. 听力缺失的类型

（1）传导性耳聋。这类耳聋通常是暂时的，是可以治愈的。当声音不能穿过鼓膜到达中耳或内耳时，就会发生传导性耳聋。如由于耳屎的堆积或耳内有异物，或更常见的中耳积液，都可能引起这种耳聋。

（2）感觉神经性耳聋。也称为神经性耳聋。此类听力缺失是永久性的，通常因耳蜗（即把声音传往大脑的部分）受损而引起。

3. 检查孩子的听力

你可以对孩子进行简单的听力测试。最好把测试做成游戏，不要让孩子为之感到讨厌。如果孩子不配合，也不要显露你的焦虑。检查时要保证房间是安静的，孩子有合作的心情，不会太累或饥饿。

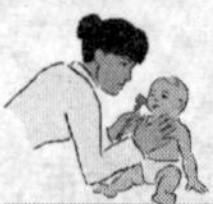

不能随便带孩子去医院

有些老人去医院看病也把小孙子带着，像是在逛商场、游公园似的。天性活泼好动的孩子，对这个公共场所感到陌生、新奇，不是东跑西走，就是这边摸，那边碰。要知道，就在孩子东摸西碰的时候，会不知不觉地接触到各种病菌，对孩子不利。医院里充杂着不少病菌、病毒，那些明显或不明显的带菌病人在散布或传染着病菌、病毒。更令人担忧的是那些虽然身患传染病但病情症状不明显、不典型，或未被医生发觉的病人，他们混在人群中间，不自觉地充当疾病的传播者。由于医院人多病杂，尽管已采取一些卫生无菌措施，但还是难以保持无菌状态。在医院的水龙头、门把手、椅子、桌面等处，都会沾上不少的病菌、病毒。

孩子的手接触到医院的各种设施，从医院的空气吸入飘逸在空气中的病菌、病毒，再加上孩子的身体还处于发育之中，机体的免疫能力较低，对病菌、病毒的抵抗力还不高，所以，即使身体健康的孩子在医院里闲逛，也很容易得病。所以，无事最好不要轻易带孩子去医院，以免传染上疾病。

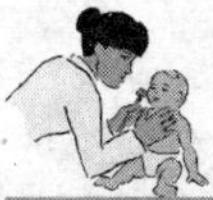

养成良好的卫生习惯

卫生习惯和卫生意识，反映一个国家与民族的文化素质和精神文明的水平。有良好的卫生习惯，可直接减少病菌的侵入，防止疾病发生。

良好的卫生习惯是高尚道德品质的组成部分。要从小要求，及时教育，而且父母和家庭成员、老师以及小孩子周围的人都要身体力行，成为良好卫生习惯的模范执行者。

例如，饭前、便后洗手，看起来很简单，但是要求每一个小孩子都做到并坚持下去就不容易了。大家知道，厕所和大便中带有很多种病菌，如便后不洗手，很容易污染食品及其他物品，一不小心，就可将被污染的东西吞入，细菌得以蔓延而发病。

婴幼儿个人卫生习惯的培养是非常细致和多方面的。

首先要制定严格科学的生活制度，还要随着小儿智力和运动功能的发育，引导他们逐步培养良好的卫生习惯。如不拾地上的东西吃，不吮手指和咬指甲，不随地吐痰，不吃零食，不挑食，定时大便等。除了手的卫生之外，还应注意皮肤卫生和口腔卫生。这些都需要从小培养，坚持不懈，养成习惯。这样对孩子健康成长将会好处无穷。

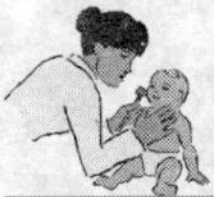

培养孩子的生活自理能力

培养良好和独立的生活自理能力，也是儿童保育工作中的一个重要内容，应当从小就开始训练。当前不少家长对独生子女过度溺爱，事事都怕“累”着孩子，因此，对孩子本应当自己能做的事，大部分甚至全部都由父母“包办代替”了。这些举动表面上看是关爱孩子，实际上是大大地阻碍了孩子的正常发展。为了促进宝宝的全面成长，凡生活中应由孩子自己做，并且经过训练和努力可以逐步做到的事，都应当充分发挥孩子的潜力，让他自己来做。即使一时做不好的也不要紧，一定要从小就鼓励他继续练习。经过一段艰苦的磨炼，最终一定会养成自理能力的。生活自理所含的内容较广，主要应包括以下 8 个方面的能力：

1. 进食

从自扶奶瓶起，经过手拿饼干、手拿奶瓶、小勺喂食、小勺吃饭、自己喝汤、学用筷子、自己夹菜、用碗吃饭、不洒饭粒，直至吃完饭能摆好碗筷等。

2. 睡眠

从大人抱着睡，经过拍着睡、自己睡觉，直到建立起准时睡按时起，不要拍、不要摇、不讲故事、不唱催眠曲、自然入睡、睡时安静等好习惯。

3. 大小便

从无控制的大小便，到开始把小便、把大便、准时大便、白天能控制小便、能完全控制大小便，直到夜间不尿床等。

4. 穿和脱衣、裤、鞋、袜等

从1岁以内开始能配合穿衣、穿裤起，到自己能脱帽、戴帽、脱鞋、脱袜、穿鞋、穿袜，至穿衣、穿裤、脱衣、脱裤，直至睡觉前能将脱下的鞋整齐地放在床下，将脱去的衣、裤、袜折好并整齐地放在固定的地方。

5. 洗脸、刷牙、洗脚

从能配合大人进行洗手、洗脸、洗脚、洗澡到自己能用肥皂洗手、用牙刷刷牙、自己洗脸、洗脚，以及在大人的帮助下能自己洗澡等。

6. 收拾和存放玩具

每次玩完玩具后，养成能把玩具收拾起来，并分类和整齐地放在玩具柜内的好习惯；看完图书也要及时整理放进书柜。

7. 清理和摆放衣物

自己的衣物、茶杯、用具等都能清理后整齐地放在固定地方。

8. 配合大人做简单家务

4～6岁的儿童在大人的指导下，能够学会拿筷子、擦桌子、摆碗等，也能听从大人的要求，帮助拿些物品。

总之，与生活相关的一些简单的事，孩子都能独立地进行自理。

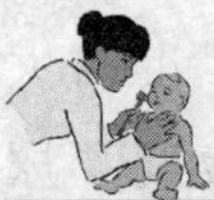

怎样纠正孩子不肯洗澡的坏习惯

1. 搞清楚孩子不愿洗澡的原因。

一两岁左右的孩子不愿意洗澡，大多是因为害怕肥皂沫等流进眼睛里。稍大一点的孩子不愿意洗澡，多数是因为他们在干自己最愿意干的事情，不想被洗澡的事情破坏了玩兴。

2. 让孩子感受到洗澡的乐趣

家长给孩子洗澡时，要和孩子一起嬉戏。如果家长像洗一件脏东西一样为孩子洗澡，孩子肯定会反抗。

3. 洗澡的时候尽量顺着孩子

当孩子愿意洗澡时，一定要鼓励孩子。如果孩子在洗澡的时候提出了一些要求，比如水温由自己来调节，沐浴液自己来抹等，家长应该尽量满足孩子的心愿。在这种时候，只要孩子愿意洗澡，怎么都可以。

4. 鼓励孩子自己洗澡

尽量鼓励孩子自己洗澡。当孩子太小时，家长可以坐在孩子身边，耐心地指导孩子。当孩子的身体协调能力很成熟的时候，家长就可以放心地让孩子自己的事情自己办。

怎样纠正孩子不肯洗脸的坏习惯

孩子的卫生习惯不是天生的，而是需要父母的细心培养。就拿洗脸来说，要是没有家长的督促，大多数孩子都不可能自觉完成。当发现孩子没有洗脸时，家长不要责骂，而应耐心地说："脸好脏啊，该好好洗洗了。"

洗脸用具应放在孩子够得着的地方。大多数家庭的洗脸池都是按照成人的标准来装修设计的，因此，小孩子很难够着。因此，家长应该给孩子准备好一个结实的小凳子，让孩子站在上面自如地拿洗脸用具。在孩子洗脸之前，家长应提醒孩子，把小凳子、毛巾、香皂等洗漱用具准备好。

让孩子挑选自己喜欢的盥洗用具。孩子都喜欢像大人那样能自己做主，让孩子自己挑选盥洗用品，能够提高孩子的洗脸兴趣。

怎样纠正孩子不肯刷牙的坏习惯

1. 让孩子从小养成刷牙的习惯

当孩子很小的时候，看见大人刷牙会感到很新奇。这时候，家长就应有意识地向孩子说明刷牙的好处。可以为孩子准备好幼儿专用的刷牙用具。等到孩子可以熟练掌握刷牙技巧的时候，家长要叮嘱孩子刷完牙后把牙刷洗干净。要让孩子每天都要坚持刷牙。

2. 教孩子正确刷牙

教孩子刷牙的时候动作要轻柔，不要用力过猛，以免伤害了口腔皮肤。当孩子刷完牙后，教孩子用舌头在牙齿上移动，体会清洁的牙齿有多么光滑。或者让孩子和家长一起刷牙，刷完后互相检查，看谁的牙齿更白。孩子一定会在这个过程中感受到刷牙的乐趣。

3. 多鼓励孩子

当孩子对刷牙感到厌烦的时候，家长应该采取一切办法，激发孩子刷牙的兴趣。比如，可以让孩子自己去挑选牙刷、牙膏，或者让孩子替爸爸、妈妈挑选刷牙用具。当孩子不想刷牙时，家长可以用“刷了牙就给你讲故事”这样的奖励来鼓励孩子刷牙。

4. 带孩子去看牙科医生

在孩子的牙齿还没有出什么毛病的时候，带孩子去看牙科医生是完全有必要的。一方面是让孩子了解坚持刷牙对保护牙齿的好处，另一方面也可以让孩子了解到牙齿生病所带来的痛苦。同时，也能随时了解孩子牙齿的健康状况。

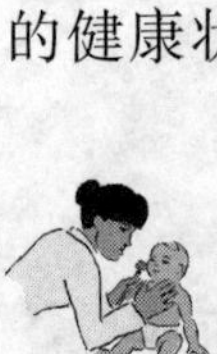

怎样纠正孩子不肯吃药、打针等坏习惯

1. 告诉孩子必须这样做

许多孩子生病后，变得特别娇气和脆弱，根本不愿意吃药、打针。这时候家长一定要让孩子明白，只有吃

药、打针才能把疾病从身体里赶走。如果孩子根本听不进去，就需要不容商量地告诉孩子：“你除了把药吃下去和老老实实地接受打针，别无选择。”家长千万不要流露出孩子很“可怜”的表情，让孩子没有任何“逃避”的侥幸心理。

狠心“强迫”孩子接受治疗，不要自责。孩子害怕医生，害怕进医院，这似乎是一种本能。当家长说什么孩子都不愿意接受治疗时，家长只能横下一条心，“强迫”孩子接受治疗。在这种时候，家长不能有丝毫的“心慈手软”，也不要自责。

2. 选择较好的服药方式

可以为孩子选择一些药片、药水或能嚼着吃的带甜味的药，既便于孩子吞咽，又不会影响到药品的功效。同时，家长还需弄清楚哪种药孩子比较容易吞服。当然，所有的药品都要在医生的指导下给孩子服用。孩子拒绝服药的主要原因是药很苦，因此，在医生允许的情况下，家长可以把药片碾碎，和布丁、苹果酱或果酱搅拌在一起，让孩子服用。当然，最好不要哄骗孩子这是在吃点心，而不是在吃药。

3. 奖励孩子配合

当孩子乖乖地把药吃下去，或者孩子爽快地配合护士打完了针，家长要给予孩子口头奖励，或者别的奖励。当然，最主要的是要帮助孩子克服害怕吃药、打针的恐惧心理。

第九章　儿童智力开发教育

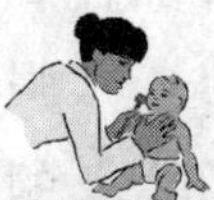

宝宝语言能力的发展过程

“咿咿呀呀”，宝宝会说话了。从第一次叫“妈妈”开始，宝宝给父母带来喜悦的同时又多了一分提醒：幼儿的语言发展除了本身的能力外，亦受到外在环境的影响，如何给孩子一个良好的语言刺激环境是相当重要的课题。

仅在第一年中幼儿的语言就经历了好几个阶段：从牙牙学语到叫爸爸妈妈，再到说出简单句子。事实上9个月大时宝宝就可以运用肢体语言来沟通，如用挥手表示再见，用点头表示谢谢。此种用肢体语言沟通表示他们的智力发展已到能用符号思维的阶段。3～4岁的小孩基本上已完成了语言发展历程。到了5岁已可以在社会环境中进行基本的语言交际。

若以语言发展历程来看，婴儿语言发展可分为下列4个阶段：

1. 第1阶段——啼哭阶段

这一阶段从出生的啼哭开始算起，父母可由哭声判断幼儿的用意，如饥饿的哭声、尿布湿的哭声。

2. 第2阶段——咕咕之声

婴儿满1个月后，除了啼哭以外，其他发声也开始出现，这些声音远比啼哭所包含的内容丰富。

3. 第3阶段——牙牙学语

当婴儿长到2～4个月时就可以发出“咿咿呀呀”的声音，这些声音较接近人类语言。5～6个月以后和大人互动时会社交性发声。8～12个月会做语音及声调的练习。

4. 第4个阶段——系统语言发展

即通常在1岁左右开始，由前语言期进入语言期，这一阶段可以认为是真正的语言发展阶段。10～18个月会发出第一个有意义的字，18个月后会“呢喃”儿语，24～30个月会鹦鹉式的学语，2岁后已经可以开始用语言交谈，至7岁，语言发展达到成熟期。

幼儿的语言获得，是指幼儿语言的产生和理解能力的获得，即说话和听话能力的获得。儿童语言的获得除了受到生理因素的影响，还受到外在因素如环境、社会、文化的影响。产生语言沟通之生理历程，是声音由耳朵传进时，经过听神经到大脑语言中枢，大脑理解后，下传指令至发音器官而讲话。因此，任何一个环节的问题，皆会影响语言的发展，如听力受损、脑部功能障碍（如智障、自闭症、脑性麻痹、发展性语言障碍）及发音器的异常（如颚裂），皆会影响语言的发展和发音的清晰度。

幼儿的语言获得过程，主要涉及语音、语法、语意和语用的基本规则。语音是发育器官发出声音的基本单位，幼儿约在1岁时，由前语言期进入语言期，开始发出让人听得懂的语音，如“爸爸”、“妈妈”。语法是语言的结构，将字或词组成有意义的句子，如“车车来了”。语意是指语言的意义，可用字、词或句子来表达，如看到所有四条腿的动物都叫“狗狗”。语用是指在不同的社会情境中适当地使用语言，4岁左右的幼儿已能适应听者的不同能力而调整其说话内容。如看到1个会动的车子，对妹妹说：“注意，看这里!”对哥哥则说：“这车子开得好快!”

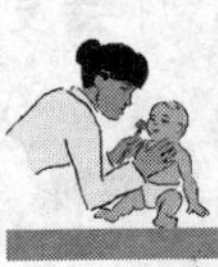

宝宝音乐天赋的开发

当年轻的爸爸妈妈看着宝宝“咿里哇啦”地唱着不成调的曲子，随着音乐手舞足蹈的可爱模样，或是看着宝宝胖胖的小手在钢琴上乱摁一气，内心深处是否有让孩子成为音乐家的梦想呢?

艺术是人类心灵深处的需求，是人类生存下去的原动力。许多艺术才能都是人类与生俱来的本能，当今的社会，我们每个人都需要通过文学、艺术及音乐来平衡与缓解压力，婴儿的视觉神经与其他感官神经都还没有发育成熟，但他们仍然有感觉，只是他们因还无法用语言把感觉表达出来，仅能通过哭、笑及肢体语言来表达他们的感受。因此，已经有越来越多的父母认识到，音乐才华要从婴儿时期开始培养。

1. 倾听天籁之音

活动方案：爸爸妈妈可以抱着宝宝，站在窗前或阳台上，让宝宝听大自然的各种声音，如风声、雨声或是虫鸟的鸣叫声；也可以选购品质优良的大自然音乐CD及磁带，在宝宝睡醒时播放。

活动作用：自然的声音不仅可以使宝宝的情绪安定，还能拓展宝宝的听觉，促进其脑细胞发展，增进学习能力。

适合年龄：宝宝出生后。

活动技巧：倾听大自然的声音不一定非要到室外，比如下雨的日子，爸爸妈妈就可以陪着宝宝一起听滴滴答答的雨水声，然后在宝宝的耳边轻柔地说："宝宝，下雨了，你听，雨水打在窗户上的声音多好听。"

2. 欣赏古典名曲

活动方案：爸爸妈妈每天都可以给宝宝放一段古典音乐听，曲子不宜太长，以5分钟长度最为合适。一首曲子可以反复放送。在欣赏的同时，告诉宝宝这首曲子的名称及创作者。

活动作用：促进宝宝大脑的发育，培养宝宝良好的乐感及节奏感。

适合年龄：宝宝出生后。

活动技巧：爸爸妈妈要陪着宝宝一起欣赏，并带动宝宝的肢体，随着音乐运动，以感受音乐的节奏。

3. 辨别生活之声

活动方案：选择家中可以敲出、摇出清脆声音的物品，比如小铃铛、奶瓶、水杯等。在宝宝醒着的时候，在距离宝宝约1米的地方，轻轻摇出或敲出声音，等宝宝有反应后，再重复若干次。同时也要告诉宝宝你敲的是什么物品。

活动作用：有助于宝宝听觉的识别和发展。

适合年龄：宝宝出生后。

活动技巧：注意敲打的声音不可太大，否则就会形成噪声。如果宝宝不愿意听，一定不要勉强。而且每次活动的时间不要太长。

4. 念唱儿歌及童谣

活动方案：爸爸妈妈利用各种儿歌童谣，配合当时的情境念儿歌、唱童谣。也可以在宝宝睡觉时，哼唱与睡觉有关的儿歌。

活动作用：爸爸妈妈的声音是宝宝最熟悉最亲切的声音，经常给宝宝念唱儿歌及童谣，可以培养宝宝的节奏感和韵律感，并且增加亲子感情。

适合年龄：宝宝出生后。

活动技巧：可以尝试使用各国的语言或不同的方言。

5. 认知各种乐器

活动方案：选择一段独奏的音乐CD或磁带，每次只听1种乐器的音乐带即可。在听之前或听后，告诉宝宝这件乐器的名称。这个活动每天可以进行3次，每周认识一样乐器。

适合年龄：宝宝出生3个月后。

活动作用：提高宝宝的音乐知识。

活动技巧：在听的过程中还可以选择这种乐器的图片给宝宝看，告诉他乐器的名称，以加深他的记忆。

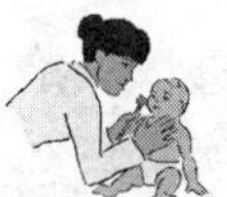

开发宝宝的绘画天赋

早在幼儿时期，你的孩子就会自然而然地想画画——例如在沙地上用手指或棍子画线条。利用泼洒的饮料划线条也是画画的一种形式。涂色和画画还是孩子表达自己理想的一种方式。给他各种颜色，告诉他正在用的是什么颜色。使用各种纸张，例如小纸片、墙纸、电脑纸、厚纸板或图画纸。你可以拿1块胶合板、硬纸板或厚纸板涂上两层油漆做成黑板。涂色通常会弄脏衣服，因此你要给孩子罩上一件防水围裙或罩衫，用报纸、塑胶布把地面铺起来。把孩子的涂色和图画作品在屋子的四周展览，让他感到自豪，鼓励他多画一些。

1. 涂鸦和画画

到了15个月时，你的孩子已经能够前后摆动手去涂鸦了。这是孩子握铅笔进行写和画重要的第1步。可以给他粉笔、蜡笔和铅笔去涂。孩子用粗短的蜡笔可能会容易一些。孩子的涂鸦会经历几个阶段，如果把他在不同年龄时的涂鸦保存下来的话，你会看出它的变化。

到 2 岁时，孩子的涂鸦是充满活力的，把页面涂得满满的。但是从大约 2 岁半起，他开始画“之”字线和直线条。到了 3 岁时，大多数的孩子能够画直线和交叉线，能够模仿画圆圈，写一些字母，画一张脸或一座简单的房子。还能够用 3 个指头握笔，而不是用拳头握。不过，控制铅笔是因人而异的，男孩子通常比女孩子慢些。教孩子画脸的一个有趣的方法是把脸画在他的手指腹上，给每个脸起个名字。让它们互相“聊天”，还可以做出“鞠躬”、“摇头”等动作。

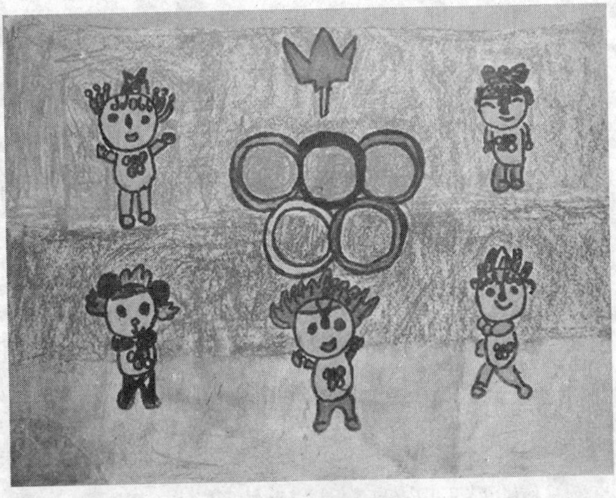

宝贝的绘画

2. 涂色

给孩子各种各样的颜色。要保证颜料是无毒的。为了防止颜色溅出，可以把颜料瓶放在 1 个盒子里，或者用防溅的颜料瓶。开始时，孩子的涂色主要是试验性的。

一定不要批评他。应多用欣赏的眼光看，问他涂的是什么。从 3 岁起，孩子能够临摹简单的图形和一些字母，画些“原始”的画。

粗大的水彩笔对幼儿最合适。随着他长大，细一些的笔会使他更满意。使用水彩笔和纸张不是孩子涂色的唯一方法。像指甲刷、棒糖棍、海绵、羽毛或洗碗刷等工具都可以用。

3. 手指涂色

用手在任何表面光滑的纸或其他表面上画出有趣的画面是孩子的一种视觉、触觉和实体的体验。给年幼的孩子看用他的手指、掌根、手掌等所能做出的不同效果。设计一些动作，例如，假设孩子的手是一只鸟，落到了一个蓝色的“湖”上；还可以让孩子把手指一只一只地涂上颜色，叫孩子数他的手指。

4. 脚涂色

在地板上铺上大张的纸或白墙纸，下面垫上报纸或塑料布。把一些水彩倒在纸上。告诉孩子水彩的颜色，问他想要什么颜色。让孩子在颜色上走过，产生不同的效果。要牵住孩子的手以防滑倒。

5. 吹颜色

用报纸将你面前的地方铺起来。把 1 根吸管截成两半，将 1 滴水彩颜色涂在 1 张白硬纸板或 1 张纸上。告诉孩子有什么颜色的水彩，问他想要什么颜色，这样他就掌握了颜色的名称。让孩子用吸管从不同的方向吹水彩。吹完一种，再把孩子选的另一种色加上去。

6. 弹颜色

在1张纸或硬纸板上滴一些水彩，让孩子把水彩弹开。

7. 图案

家居物品如梳子、线轴、马铃薯块、硬纸筒等，户外物品如石头、树叶等都可以用来画图案。在一个平滑的表面上挤出一块颜料，用一种物品从上面压过去，就画成了一幅图案。或者让孩子把空的线轴或其他物品浸到水彩里，再把物品压在纸上。

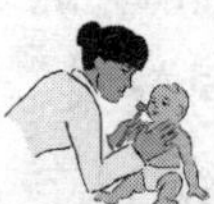

帮助孩子从具体生活了解时间

常可听到有的父母抱怨："人家的小孩什么时候睡、什么时候吃、睡多久、吃多少都差不多，很有规律；而我的孩子，午睡有时一睡睡两个多钟头，有时20分钟就醒来；吃奶，这次喝120毫升，下回也许只喝60毫升……""一看起电视来就不会停止，要他收个玩具拖了一整天，怎么催也没用……"

怎样才能让孩子建立时间观念，养成良好的作息习惯呢？

专家指出，"时间"对幼儿而言，是一个非常抽象的名词，必须经由具体的生活经验，才能逐渐了解。对于新生儿，时间的划分可能只有"醒来"和"睡觉"的分别，还包括了饥饿、排泄、与人互动等生理和心理的反应。我们可以发现在这个阶段，如果每天固定时间喂宝宝吃饭、洗澡、排便，或到公园散步，宝宝就很开心；反之，如果不按固定时间，宝宝就会显得焦躁不安了。

宝宝逐渐长大一些后，在他的时间观念里，开始有了“白天”和“晚上”的差别，也开始对人与时间的关系产生好奇。如白天带宝宝到公园玩耍，到了晚上宝宝还会吵着继续玩，不肯回家；这时妈妈会说：“现在天已经黑了，不能再玩，要回家了，等明天白天才能再来玩!”此时，宝宝通过语言理解力，再观察天色的不同，把“白天”和“晚上”作具体与抽象的结合，将这两个时间领域纳入学习的经验中。

随着孩子年龄慢慢长大及对日常生活的累积，逐渐学会了运用“昨天、今天、明天”“几点钟、年、月、日”。如“我昨天去儿童乐园玩”、“明天星期天要去奶奶家”、“今天要去幼儿园上学”……慢慢地孩子也会开始模仿大人想要戴手表、认识时间，“现在几点钟?”“现在是早上9点钟，要喝牛奶了!”另外，对年、月、日也开始产生兴趣，会学着大人在日历或月历上指指点点……

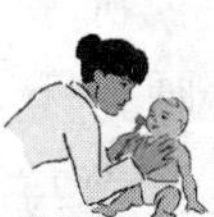

让宝宝建立起正确的时间观念

育婴专家指出，孩子要到七八岁，即进入小学阶段后，才能真正了解时间所代表的意义，即使孩子懂得如何看钟表指针，但可能还是无法了解到钟表、月（日）

历所代表的时间关系。既然如此，如何去建立0～3岁幼儿的时间观念呢？幼儿是可以学习任何知识的，但你必须用幼儿所能了解的形式来教，所以，要把抽象的时间观念具体化，使幼儿能了解，这就要看父母的智慧了。

（1）从小做起

在日常生活中，要养成孩子有正常的活动、休息规律。培养时间观念，从小做起绝不嫌早。如想让孩子自己乖乖坐好，并在一定时间内吃完饭，就可以对孩子说："吃过饭，休息一下后，妈妈就带你去玩！"

（2）多用时间语词

宝宝开始学讲话后，可以借着聊天方式，将与时间相关的词语运用在日常生活对话中。如宝宝要出去玩，但爸爸妈妈急着去上班，这时可以对孩子说："天亮了，早安，宝宝！爸爸妈妈要出门上班去了，这样才有钱给宝宝买玩具。""星期天到了，今天答应要带宝宝去儿童乐园玩。""天黑了，宝宝该上床睡觉了。"……通过相关词语，加深孩子的时间观念。

（3）让孩子安排时间表

"玩"是孩子的天性，可以借由玩让孩子练习安排时间表，培养孩子时间的观念。如星期一上午学画画，下午要去公园玩；星期三下午弹钢琴；星期四早上要写字……可让孩子自己安排时间。

（4）利用挂钟启发孩子"时间"观念

看到钟表上的长针、短针滴答滴答地走着，对孩子来说，这是很有趣的。利用挂钟，可以有许多方法让孩子建立时间观念。

方法1：将钟拿下来，让孩子指着上面数字念“1、2、3、4……”并说：“宝宝，现在指着4的叫做长针，指着10的叫短针。”

方法2：让宝宝把耳朵贴在钟面上，听钟“滴答滴答”有节奏的声音，建立对时间的兴趣。

方法3：握着宝宝的手，去转动钟后面的小圆钮，然后告诉宝宝，转动这个钮，长针、短针就会一直跑个不停！

（5）准备1个宝宝钟

要建立孩子的时间观念，养成有规律的作息习惯，如按时睡觉、起床等，则可以帮他准备1个“宝宝钟”，例如可以告诉宝宝：“7点多了，是不是要准备起床、上幼儿园了?”

（6）准备属于宝宝自己的手表

如果想让宝宝从小对时间产生兴趣，进而愿意学习如何掌握运用时间，则可以为宝宝准备1个属于他自己的手表，让他对时间有初步的概念。

（7）利用故事引导孩子

平时可以常和孩子说一些与时间有关的故事，培养孩子的时间观念，同时也让孩子了解时间的重要性。如“小兔每次和朋友约好出去玩，但总是忘记时间，常常迟到，所以大家都不喜欢和他玩了；小鹿每次都很守时间，所以大家都喜欢和他一起玩……”

（8）以身作则

时间观念是从生活中建立的，有些父母批评孩子拖拖拉拉、动作慢吞吞，要求孩子立即做好准备时，而自己却赖在沙发上休息，甚至没有动弹的意思……时间观念不仅是观念，也要具体实践，所以父母应以身作则，成为宝宝学习的典范。

(9) 以轻松心情教导孩子

总而言之，要建立孩子的时间观念，首先应了解孩子的状况，然后在生活上、经验上随时运用时间概念，且要具体化，如大人常喜欢用“你刚吃过冰淇淋，等一下再吃”。“等一下”对孩子来说不知是多久，倒不如说“宝宝等妈妈洗完碗后，才可以再吃”，让孩子更具体地知道时间性。

抽象的时间观念是建立在具体时间的基础上，父母借孩子的亲身经验，建立他正确的时间概念是非常重要的，以轻松的心情教导孩子，更能增加亲子之间的关系。

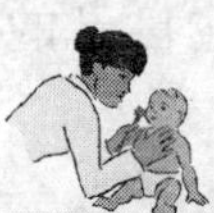

给孩子创造良好的听觉环境

孩子的个性虽说来自于其天生不同的气质，但是后天环境的塑造也难脱相关性。

1. 避免喧闹嘈杂

刺激性文化过于浓厚的家庭，对于孩子的成长易形成负面的影响，使他对于争吵习以为常，同时容易养成暴躁的脾气，这种情况不容乐观。居家环境应该尽可能地保持平静祥和、愉悦轻松，良好家庭气氛的营造及培养，绝对胜过将孩子送到音乐班学习来得重要。

2. 游戏中学习

父母可以借游戏的形式在无形中引导孩子，例如让孩子闭上眼睛之后发出某种声响，然后问孩子听到了什么，以增加孩子听觉的敏锐程度。另外，抓住外出游玩、接近大自然的机会，引导孩子细听周边的声音，也可增强听觉敏锐度。

3. 给予孩子多一点的关心

仔细地观察孩子的动作及表情，父母亲们可以从中了解孩子的发展情形及心理需求。下面这个例子可以作为父母的借鉴：曾有一个孩子 4 岁多了，还不太会讲话，老师怀疑这个孩子的听力有问题，于是用乐器做了一些简易的测度，才发现他存在轻度听力异常的情况，赶紧通知家长带去给医师检查，后来得知是因为耳朵中耳垢堆积太厚，导致了听觉的障碍。然而这样的情形若能在父母的注意下，早就可以发现并且获得改善。

4. 不要过于急功近利

让孩子接触音乐是很好的一件事，但千万不要为了炫耀或是求成效，而对孩子作出许许多多额外的要求，这样只会剥夺孩子学习的乐趣，而达不到听觉启蒙教育的效果。

音乐的学习是一件长期的工作，并在有形之中发挥潜移默化的效果，父母应该培养孩子对音乐的兴趣，并重视孩子学习的过程，而不是结果，要求立竿见影的学习方式只会培养假天才，而不是真正的学习。

孩子的成长只有一次，不要因为一些疏忽而造成无法弥补的缺憾，它可能因为您的关心和参与而具完整性、健全性，所以不要忽略了你身为家长的权利，要让孩子的启蒙教育更具建设性。

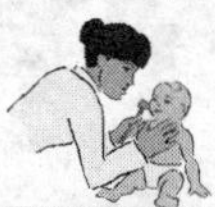

宝宝0～1岁每月图书选择指南

0～1岁是宝宝智力发育的黄金时期，如果在这个时期做好宝宝的启蒙教育，对宝宝的一生都将起到重要作用。现在的年轻妈妈都很重视宝宝的智力开发，因此给宝宝选书也就成了妈妈生活中的重要话题。面对花花绿绿、五彩斑斓的少儿图书，该如何给宝宝选择适宜的书籍呢？

（1）1个月：选用黑白画面的图片，在距宝宝20厘米处逗引，每天3～4次，可训练宝宝视力。

（2）两个月：宝宝的最远视力为15～30厘米，逐渐能看清活动的物体和大人的笑脸。在家中墙上挂上植物挂图、交通工具挂图，妈妈指着画面告诉宝宝："这是苹果"，"这是猫"。使声音和画面通过听觉和视觉神经反应到大脑细胞储存起来。

（3）3个月：宝宝已开始"咿呀"学语，眼睛能跟着手动，这个时期妈妈可以指着挂图，发出清晰的声音，告诉宝宝物体的名称，训练宝宝发音、看物。

(4) 4 个月：宝宝的眼睛已能看到 4～5 米远，辨色能力已俱备，渐渐喜欢盯着黄色、红色、黑色、白色的东西看。可以买 1 本有简单儿歌的书，妈妈一边有节奏地说，一边指给宝宝看。

(5) 5～6 个月：在听力上，宝宝能集中注意力倾听音乐，能区分爸爸妈妈的声音，叫他的名字会有应答表示。这时应给宝宝买动物、植物等卡片，宝宝可以自己拿着。

(6) 6～9 个月：宝宝对熟悉的人或物有了经验积累及语言扩展，这时的宝宝不仅能听妈妈讲故事，还能跟着妈妈的手看画，听到得意处会拍打图画，妈妈要选择故事性强，而且宝宝不易撕破的硬皮书，若色泽鲜艳则更好。

(7) 9～12 个月：宝宝开始有记忆力了，这时可以给宝宝买有简单情节的卡片，让宝宝参与式地进行读书活动。

怎样为幼儿选择图书

孩子在 1 岁左右的时候，应选色彩鲜艳、绘图准确的书，书不必太厚，最好一本一个简单而有趣的小故事。

1～2 岁的时候，给孩子买的书仍以图为主，画面可以复杂些，但绘图一定要准确。有些幼儿图书中的图案非牛非马，大人虽然看着可爱，但对孩子却是一种认知上的误导。

近3岁时，将选书的重点从以图画为主向以文字为主偏移。故事的内容要生动有趣，有寓意。书中的故事内容要有正确的道德观。

而且，孩子看的书不一定要是标准的“儿童读物”。如果孩子喜欢动物，可以给他购买动物方面的书，同时伴有家长深入浅出的讲解。但要注意讲解一定要正确，否则“先入为主”后，孩子头脑中的错误概念就很难去除了。

帮孩子制订阅读计划

阅读不是一件简单的事，阅读的习惯也不是天生的，唯有提供积极的阅读环境、鼓励并提倡阅读，才能在孩子幼小时，就奠定下读书的习惯，才能培养他成为一位主动积极的阅读者。

美国在20世纪80年代做过调查，发现有20%的成人属功能性文盲，也就是说，他也许认识字，但将许多的字排在一起时，他却无法理解句子的意义，即连通行全美的大报《*U. S. Today*》，其编写阅读程度也特意简化为六年级程度，以便全国大众阅读。

“早读”有助脑部发展

从对脑神经的研究结果表明，人类从出生开始，脑部细胞与细胞之间就产生快速联结，这项联结在生命的头 3 年，即完成了大部分；而脑部的功能架构，则决定于我们所提供的环境。

举例来说，如果我们让婴儿不断发展运动功能，那么他脑部所具备的运动功能，便是非常完整而发达的。反之，如果我们让一个婴儿长期躺在小床上，那么 3 岁时你把他放地上，想要他像“正常的三岁儿童”一样行动，那几乎是不可能的。这是由于过去 3 年，在他脑部定型的关键期，你不曾提供他“运动功能”，怎能奢求他能产生“运动架构”呢！

同样的道理，如果宝宝未能从小沉浸在一个全语言——听、说、读、写的环境中，我们怎能期待他脑部产生完整的语言架构呢？文字是一个非常静态的东西，如果幼儿已习惯于快频率的电视画面时，要他再回归到静态的文字阅读中，绝对是件难事。

阅读训练教学步骤

这种教学步骤在宝宝七八个月大时即可开始执行。只要父母稍微用点心，就可以使我们的孩子产生“成功”的感觉！

1. 朗读内文

父母先念读本 3～4 次（和说故事一样）。

2. 导读句卡

用一张句卡带领小朋友念 3～4 次。

若宝宝尚不会说话，大人念即可。

若宝宝已具阅读基础，可省略做句卡。

3. 找出不会的单词

注意是单词而非单字，因为单字“奶”不具意义，而单词“奶瓶”就具有意义了。

大宝宝可自己寻找不会的单词，用铅笔圈出，请家长当场制作字卡。

4. 记忆单词的方式

刷卡是最快最有效的，但不适合于太小的孩子（5 个月大即可开始）。

刷卡时切记手到、声到，且时间要配合刚好。

刷卡时手不要遮住字体。

刷卡时停留时间约 1 秒。记着，孩子的注意力集中时间极短，所以停得愈久，愈容易让孩子分心。

5. 其他能够记忆单词的游戏

填空：显示句型如“我爱……”，给孩子几张单词卡，让他去造句。

配对：做两组单词卡，摆出一组，另一组给孩子，让他去找出相同的单词。

找找看或钓鱼：把 5～10 张单词卡放地上，大人念 1 张让孩子去寻找，或者做个磁铁的勾，让孩子去钓卡片（卡片上夹回纹针即可被吸起），然后大声念出钓到的单词卡上的单词。

6. 导读句卡

当孩子会认全部单词后组合单词成句子，再导读几次。

7. 合订成书

所有句卡都会了，把句卡合订成书，尝试让孩子阅读整本。

8. 加强活动

如戏剧表演、句型重组……

阅读训练注意事项：

确保阅读是一件愉快的事情。

要使孩子感觉学习是一种奖励而非惩罚。

在孩子想停止阅读之前停止。

时间不要过长，且次数不要过多。

阅读训练是否成功决定于教导者的态度。

维持一贯的热忱和期许。

提倡并鼓励孩子在幼小时奠定读书习惯。

以记忆图卡方式引导孩子产生对阅读的兴趣。

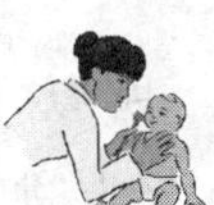

提高宝宝无意识记忆能力

记忆是个奇妙的世界，有些东西想记却记不住，一会就给忘了。有些想忘记却又老停留在自己的记忆中。这是大人们的烦恼，大人们也许还不知道，幼儿的记忆活动是无意识的。研究表明，1 岁的宝宝认识事物主要依靠无意识记忆。而有意识记忆要在 2 岁以后才开始萌发。

提高幼儿无意识记忆的效果有助于促进其心理的发展。

为了提高宝宝无意识记忆的效果，在训练宝宝时需注意以下几点。

（1）重点介绍名称和特征。要宝宝记住小白兔的样子就要将小白兔和小花猫等动物区别开来，就得给宝宝直接看、摸，给他指明小白兔有白白的毛、红红的眼睛、长长的耳朵，爱吃青菜和萝卜，走起路来一蹦一跳的，这样就会使宝宝对小白兔印象很深刻，有一个具体、鲜明、完整的形象，容易记得牢。

（2）必须是喜欢的东西。去过动物园的宝宝，对长鼻子大象、机灵的猴子，都容易记住。宝宝过生日或过节时，家长给宝宝送的礼物和好吃的糖等，都会使宝宝产生强烈的愉快情绪，这些事物孩子很长时间也忘不了。

（3）有意识地引导宝宝去记住或回忆一些事物。当宝宝提出想到屋外去玩玩的要求时，家长可以问孩子："想玩什么？拿小铲子吗？还拿什么呢？"宝宝还会联想到需要拿"小桶"，接着也许会说出"玩沙土"来，宝宝就是这样在不知不觉中提高了无意识记忆的能力。所以，成人在和宝宝的交流中，需要有意识地随时引导宝宝进行无意识记忆。

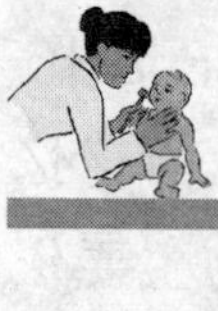

培养宝宝的分类能力

幼儿分类能力的发展，是逻辑思维发展中的一个重要标志。在刚学会说话的宝宝的眼里，老爷爷和叔叔、奶奶和阿姨，是有明显区别的。他们认为，老爷爷的头发是白的，而叔叔的头发是黑的，阿姨年轻、不驼背，奶奶年老、弯着腰。

因此，从宝宝1岁开始，就可以培养和训练他的分类能力。为了引起宝宝的兴趣，家长要为宝宝准备一些分类用的游戏材料，这些材料可以是小勺和大勺各5个，也可以是木质或塑胶的小环和大环各5个，还可以是白色和红色塑胶杯各5个。可以利用物体大小、形状和颜色的不同，对孩子进行分类训练，使他在游戏活动中能渐渐掌握和提高自己的分类能力。

开始的时候，成人可把大小环随意混在一起。向孩子说：它们是不同的，有大的和小的。然后一个一个地给孩子演示。从小环开始，拿一个小环，说一遍："这是小环。"接着再拿大环，说："这是大环。"给孩子解释："小环放在这一边，大环放在那一边。"也可以把小环给小狗和小猫，把大环给熊妈妈或布娃娃，使孩子有浓厚的游戏兴趣。成人先自己动手做分类示范。向孩子发问说："小环放在什么地方？大环往哪里放？"把大环放到紧挨大环的一边，并解释说："它们是一样的。"

又把小环放到紧挨小环的一边，就这样，分放完两堆大环和小环。接着，可以让孩子自己也跟着分放大环和小环，指明大环放到紧挨大环的一边，而小环放到小环的一边。也可以先分放小环，再分放大环。给演示分类方法以后，可以另外给他别的有趣的分类材料，让他自己练习分类。让他在不断的探索中形成一定的逻辑思维。

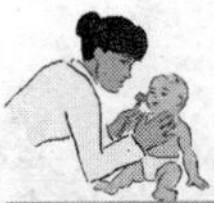

让宝宝学着自己吃饭

让孩子学着自己吃饭，不仅能培养孩子独立生活的能力，而且对孩子智力的发展、心理发展都有帮助。

吃饭需要用手的技巧，使用羹匙或用筷子，就需要大脑神经的支配控制，使手眼协调地动作。例如，孩子要用匙子或筷子把饭菜尽量不漏地送到口中，再咀嚼、吞咽，需完成一系列的行为动作。这对于1～3岁的小儿来说，可不是简单的事，从另一侧面也反映了孩子智力发展的状况。同样是3岁的孩子，有的已初步会使用筷子，用匙子的技术也得心应手，饭粒撒地很少；而有的孩子一顿饭后，两手沾满油腻，桌上、地上全是饭粒。

孩子年龄小，乐于模仿，喜欢尝试，往往想自己吃东西，不要父母喂吃。此时，父母应给予帮助，提供给孩子有实践、操作、锻炼的机会。父母要为孩子安排一个整洁、卫生、宽松、愉快的进餐环境，使孩子容易产生进食的条件反射。进餐前，一定让孩子洗干净手，围上餐巾，坐在固定的位置上。

同时，父母应为孩子提供适合其年龄特点的餐具，如色彩鲜艳、形状美观、不易打碎的儿童餐具，以调动孩子对学习进餐的积极性。进餐时，父母还要用生动形象的语言，介绍各种食品如何好吃，并自己先尝一口，表现出香甜可口的情绪，再让孩子尝一小口，然后让他一口饭、一口菜地自己学着进餐。

孩子自己吃饭有很多好处：首先，可以提高他对吃饭的兴趣，因为吃饭是一种享受，尤其看到色、香、味、形俱佳的饭菜，能引起他的食欲。其次，自己吃饭可以训练孩子手的精细动作。开始学时，手的精细不灵活，会把饭菜打翻，但经常练习，就逐渐熟练了。另外，可培养孩子独立生活的能力，使他逐渐脱离大人的帮助，减少依赖的心理。对孩子来讲，能自己吃饭，是比较高兴的大事。

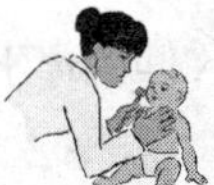

培养孩子良好

俗语说“习惯成自然”，这话很有道理。每天早晨起来，洗脸刷牙已成为每人的常规，不会有人感到多此一举。反之，如不能从小培养成良好习惯，哪怕是举手之劳，也会觉得是额外负担。

例如，明明知道临睡前刷牙比早晨刷牙更重要，但迄今有些人仍不能坚持。主要是家长对这一科学道理认识不足，从小不曾要求我们这么做，长大后再想形成这种习惯，就要花很大的毅力。

养成卫生习惯看来要做很多烦琐事，如按时洗脸、洗手、洗脚，定期洗头、洗澡，要教育孩子不随地大小便，不乱抛纸屑等。应坚持不懈，每天都不能放松，并可利用孩子喜欢模仿的特点带教他。

如每次成人刷牙时，给孩子也准备1杯水，孩子好胜心强，总要和大人比比谁刷得干净，一段时期后，刷牙的习惯就养成了。你在路上想丢冰棍纸，就要找废物箱，因为孩子看了会记在心里。

父母以身作则是帮孩子养成良好卫生习惯的关键。

如何让孩子养成定时大小便的习惯

1. 孩子定时大小便应从早期开始训练

小婴儿时，父母就应注意培养孩子定时大小便的习惯，到1岁半左右，孩子能自己坐盆排便就不成问题了。

可是有些父母不重视这方面的早期训练。认为孩子长大了，自然会控制大小便，无须花精力专门训练。如果为了怕尿湿裤子，白天、夜里总是在屁股上兜块尿布。到了孩子入托儿所后，麻烦的事就会接踵而来。经常尿湿裤子，会受凉感冒；有的还天天夜里“尿床”，甚至会延续好几年。等到父母带着“遗尿症”的心病去求医，才知道“遗尿症”是从小没有养成定时排尿的习惯而造成的。

可见，培养孩子自己坐盆定时大小便是十分必要的。

2. 训练孩子夜间不尿或少尿

白天孩子玩得高兴，若睡前又忘记小便，常会发生

“尿床”现象，对此，父母不应训斥孩子。关键在于家长对孩子习惯的培养和训练，临睡前尽量不喝水，并小便1次。掌握好晚间小便规律，一定要让孩子在清醒的状态下坐盆或把尿。逐渐延长小便间隔，减少次数。

3. 训练孩子自己坐盆，定时大小便

孩子周岁左右可以训练他自己坐盆。先让小儿熟悉自己的便盆，引导他坐盆大便。坐盆时间掌握在5分钟左右，既不要让小儿刚坐下即起来，也不要长时间地坐盆，更不能让孩子边坐盆边玩或吃零食。应让孩子专心地大便，迅速排便，经过这样一段时间的训练和培养，便能形成定时大便的好习惯。

一般每天清晨或晚间培养坐盆，形成条件反射，避免便秘发生。当孩子成功地坐盆排便了，父母要给予表扬和鼓励，让他巩固已学会的“新”技能。同样，每天按固定时间督促孩子小便，如在饭前、饭后、睡觉前和活动前后，并训练推迟排尿时间。当出现尿意时，能主动控制暂时不排尿，开始可推迟1～2分钟，以后逐渐稍稍延长。会走以后就可不用尿布了。

培养孩子萌发自我意识

两岁半的孩子，徘徊在遵守你的规定。或依他的想法挑战你这两种不同的情境中。

孩子开始会有一些想法，也有强烈的企图心，想以他的新点子、一些调皮捣蛋的做法，显示自己比大人强，尤其当你不在家时。

这个时期的孩子会做出一大堆深入考察的活动。他可能将一个一个汽车模型用强力胶粘在一起，变成火车，也可能将你心爱的大衣和外套拿出来，架成一顶露营帐篷。到了3岁，孩子已经知道做错事会有什么后果了。他能将你定出的各种规范作为行动准则。这意味着：就算你不在他身边，他依旧能记住你的种种规定，哪些可以做，哪些不可以做，他已了然于胸。

不过，孩子终究是孩子，即使平时很听话的孩子，有时候也不见得每一句都能听进去。所以，如果他做出捣蛋的行为，你能够“义正辞严”地规劝，一定可以强化他思考调皮行为与产生何种后果之间的因果关系。

所以，你应该试着尽可能在你定下生活规则的同时，也将立下规定的原因对孩子作深入的解释。例如，为什么这样不可以，可能产生的后果如何。这种强化的功夫，会让孩子打算恶作剧时考虑到可能的后果。如果没有解释就对孩子加以严厉处罚，很可能扼杀孩子的独立思想空间。

总之，孩子会做一些调皮捣蛋的恶作剧，有些是出于好奇心，有些是为表现他的幽默感、决心和独立意识。因此，只要不是恶意伤害，多半可以包容；只要不是不负责任的，都有可能更凸显孩子的可爱。

认识事物从自身开始

在智力测定中，让两岁的孩子指出图片中的头、脚、眼、耳、鼻、嘴7个部分，结果有一部分孩子不能全部指出。然而当拿去图片，让他们指自己的五官时，却能对答如流。这说明认识事物是从自身开始的。

小儿认识事物，最先是通过感官来认识的。人的手是一种特殊的感觉器官。当手眼协调动作后，触觉加上视觉的参与，就能反映客观事物。孩子的小手在乱抓乱摸的过程中，最先和最多碰到的是自己的身体，手、脚、头发、脸。生活中父母与孩子的交流，对记忆事物起了重要作用。成人常常对孩子说“小手香香”、“亲亲小脸”、“摇摇头”，有时还打趣地说“小臭脚”。所以，手、脚、脸、头等会最先被孩子认识。

掌握了认识事物从自身开始的规律后，家长就再也不会感到无所适从了。只要遵循由近到远，由具体到抽象，由浅入深，由已知到未知的原则，孩子就可以认识更多的事物。

注重孩子的早期智力开发

有人说：“孩子小，吃饱了睡足了就行了，不需要什么教育。”这种观点显然是不对的。要培养人才，必须进行早期教育。早期教育是指从出生到 4～6 岁期对小儿进行的有计划、有目的的教育。

抓住不同年龄智能发育的关键期，有针对性地进行各种教育，以充分开发其智力潜能，这对促进整个 0～6 岁儿童的智能发育，无疑是非常重要的。为了做好早期智能开发，家长应在保健医生的指导下，做好以下各项工作：

1. 做好智能发育监测

新生婴儿满月时，最好能安排一次智能测查，了解孩子的智能发育水平。婴儿期最好每 3 个月能进行一次智力测验；幼儿期每半年进行一次智力测验；4～6 岁期每一年进行一次智力测验。每次测查后，均应作详细的记录，动态地监测孩子的智力发育过程。

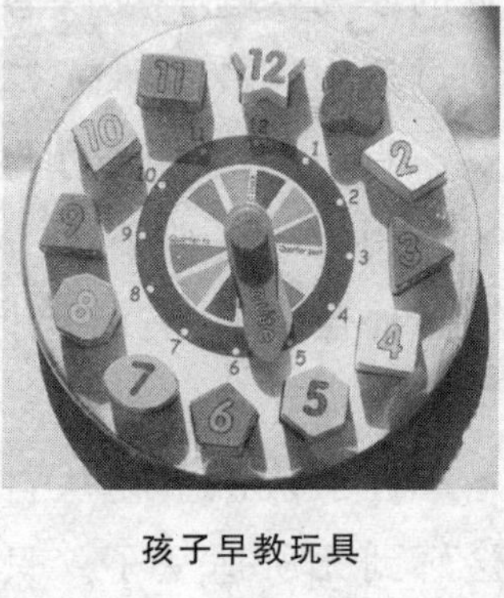

孩子早教玩具

每次测查后都应根据测查结果，分析大运动、精细动作、适应能力、语言和社交行为等每个能区，以及整个智能的实际发育情况，并根据结果提出相应的训练措施。

2. 早期教育的手段、方法和应注意的问题

这里需要强调的是：在早期教育中，家庭对孩子的影响极大。过分被溺爱和随心所欲的小儿，就很难养成坚强的意志、勤奋的习惯和谦逊的态度。反之，对小孩

子要求过严，责备多，启发诱导少，就很难培养孩子的创造性和独立性。

因此，教育要从早期开始，要创造良好的环境，要有正确的教育方法。家长既要用父母的感情，使小孩子在爱抚中成长，又要负起时代教育的责任，让教育在小儿的成长过程中起主导作用。

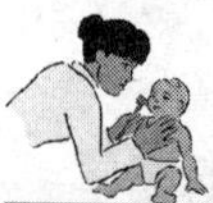

孩子 20 种睿智表现

美国哈佛大学心理学教授霍华德·加德纳通过研究，认为人的基本智能可分为 8 种类型，即语言智能、逻辑数理智能、音乐智能、空间智能、运动智能、人际关系智能、自省智能和自然观察者智能。但是，开始时它们并不是时刻都能被孩子体现出来的。因此，这就需要父母在日常生活中全面、细心地观察孩子方方面面的表现，从而挖掘出他的优势智力并适时地加以引导。

以下我们为父母罗列出孩子在日常生活中的 20 种表现，千万不要忽视这些表现，因为它们正是孩子发挥潜在智能的体现：

（1）善于用语言描述所听到的各种声响；

（2）常给孩子朗读的故事，要是你更换了里面的某个词，孩子就会说读错了，并加以纠正；

（3）喜欢对人讲故事，而且讲得绘声绘色；

（4）喜欢提些怪问题，如人为什么不会飞等等；

(5) 喜欢把玩具分门别类，按大小或颜色放在一起；

(6) 喜欢伴随乐器的弹奏唱歌；

(7) 喜欢倾听各种乐器发出的声响，并能根据声响准确地判断出是什么乐器；

(8) 能准确地记忆诗歌和电视里经常播放的乐曲；

(9) 善于辨别方向，极少迷路；

(10) 乘车时，对经过的站名或路标记得清清楚楚，并向你提起什么时候曾经来过这个地方；

(11) 喜欢东写西画，形象逼真地勾勒各种物体；

(12) 喜欢自己动手，很多东西都一学就会；

(13) 特别喜欢模仿戏剧或电影人物的动作或道白；

(14) 善于体察父母的心情，领会父母的忧与乐；

(15) 落落大方，动作优雅懂礼貌；

(16) 看见生人时会说“他好像某某人”之类的话；

(17) 善于把行为和感情联系起来，比如说“我生气了才这样干的”；

(18) 善于判断该做什么、不该做什么。

(19) 善于辨别出物体之间的微小差异；

(20) 喜欢摆弄花草、逗弄小动物，而对一般的玩具兴趣不大。

测试分析：

如果孩子第 1、2、3 条表现突出，可能具有语言才能；

如果孩子第 4、5 条表现突出，说明有逻辑数理方面的天赋；

如果孩子第 6、7、8 条表现突出，可能是个音乐苗子；

如果孩子第 9、10、11 条表现突出，说明有丰富的空间想象能力；

如果孩子第 12、13 条表现突出，可能具有较高的身体运动智力；

如果孩子第 14、15、16 条表现突出，说明在人际关系方面的智力较好；

如果孩子第 17、18 条表现突出，说明有着良好的自我认识能力；

如果孩子第 19、20 条表现突出，说明自然观察智力具有明显优势。

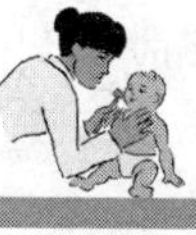

保姆潜移默化地影响婴幼儿的身心发展

如今，许多家庭为了减轻育儿负担，纷纷请进了保姆或育儿嫂，而保姆在幼儿成长中的作用以及对幼儿身心发展的影响，却往往被人们忽视。

保姆对幼儿成长的影响是很明显的。有时不是潜移默化，而是直接的教与学。幼儿的条件反射的形成，在很大程度上需要保姆的刺激强化。幼儿处于模仿期，保姆的胸怀、处世原则、行事方法，以及姿势、言谈和神态等都会是婴幼儿的模仿对象。好的保姆，是要让孩子在得到心理、生理满足的同时更好地发展个性、发展注意力、智力等能力。

1. 文化素质

如果保姆初中或高中毕业，并掌握一些幼儿教育的基本知识，就会情不自禁加以运用。例如，经常给幼儿介绍周围的事物、自然现象等，或是给幼儿声情并茂地讲故事，那么孩子的语言能力提高就相对比沉默寡言的保姆带出来得快；同时，也能更好地帮助幼儿了解周围的世界，满足孩子的好奇心、求知欲，促进幼儿智力发展。

2. 性格特点

常有这种情况：父母的性格都比较活泼、开朗、善于交际，而他们的孩子却文静内向不擅与别人和睦相处。原因是与他朝夕相处的保姆的性格正是如此。还有的幼儿甚至连处世的态度、说话的表情都酷似保姆。由此看来，保姆性格的优缺点很有可能为幼儿性格的形成打上一定的烙印。

3. 特技特长

如果保姆有歌舞、绘画、手工等特长，且用以引导婴儿，那么会培养孩子具有相应的兴趣，使孩子在此方面的能力得到相应的发展。

由此可见，保姆的言行举止、情绪、情感对幼儿所产生的潜移默化的影响还真不少呢！

多与宝宝“聊天”有助智力开发

美国普林斯顿大学的一项研究表明：婴儿开始有迈

步愿望的时候，也就是能逐渐听懂周围人说话的时候。

心理学教授彼得·贾兹克认为，不到半岁的孩子能意识到不同的人在说话。他进行的实验表明，这个年龄的婴儿能听懂一段话中的几个词。如果一段话中有一个婴儿熟悉的词，那听懂的就会更多。实验同时表明，18个月的孩子虽然通常只能一次说出两个不相连贯的词，但已经能理解语法正确的句子。这些实验得出的结论是：婴幼儿早在能说出简单的句子之前，就能听懂周围人的话。

了解这一点对父母来说至关重要。父母应该在小宝宝出生以后，就经常和他说说话。这是开发孩子智力的有效措施，也是父母对孩子应尽的一份责任。

父母亲切温和辅以爱抚的话语，对婴幼儿的智力发展会产生良好的刺激。但要注意的是，必须亲切自然。若采取说教的方式，会适得其反。

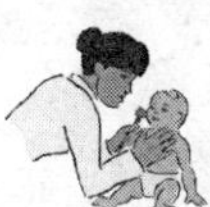

揭秘“天才儿童”

究竟什么样的孩子属于超常儿童？一位多年研究超常教育的专家说：“超常儿童是存在的。现在寻找超常儿童的主要办法是做智力测试，通过测试，智商在125以上的孩子通常被叫做超智商儿童，爱因斯坦的智商高达160。此外，有些超常儿童或许在智力测验中没有杰出的表现，而在某一方面具有特殊的才能，如音乐、绘画等。

还有人把创造性也作为超常儿童衡量标准之一。记忆力好，想象力丰富是超常儿童的突出表现。”

“超常孩子进入超常班接受特殊教育。通过压缩学制，用4年的时间读完小学，再用4年的时间读完中学，14岁时就可以读大学，这种打破常规的学制让孩子可以提早成才，这些无疑是最吸引家长的地方。”

下面是关于超常儿童的若干问题。

问题一：超常班超常在哪里?

因材施教恰恰是超常班教育的特色。现在有些学校，这些在现行教育中“吃不饱”的孩子常被另行对待。例如，按照学习成绩、学习动机和情感意志将其分为A、B两个组，A组孩子以自学、讲座、练习为主，B组孩子以老师讲授为主。两组之间可以自由流动。此外，有的超常班还开有一门新鲜的课程：综合自然科学基础。用老师的话说就是：帮助孩子建立攀登学习自然科学的“脚手架”，让他们自己爬上去。

问题二：超常儿童是“天生”的，还是后天培养的?

对超常儿童是天生的，还是后天培养的，历来是学术界经常争论的话题。大约有90%的人认为超常儿童是可以经过特殊教育进行培养的，但也有一些坚守自己理念的专家始终认为超常儿童就是天生的。当然还有一些专家会说超常儿童应该是上述两种观点的结合。

专家认为，天才意味着是与生俱来的，天才不是知识、能力，但如果不具备与生俱来的聪明的神经元素，超常儿童也是培养不了的，遗传基因很重要。

问题三：智力超常一定意味着成功吗？

从超常班走出的孩子大部分考进了国内重点大学，不少学生到国外继续深造。我国最早尝试超常教育的中国科学技术大学少年班就为国家的发展培养了大批人才。智力超群让这些孩子更早体验了成功的喜悦。

但起跑快并不意味着能跑远。在现实中，专家曾经接触过一个4岁的小女孩，这个孩子有着惊人的识字能力："不论是笔画多复杂的字，这个孩子都能准确地说出来。但接触了一段时间后，我们发现这个孩子在别的方面又显出很多弱点，许多基本的问题答不上来。"

有专家做过一项研究，收集大量数据来研究影响一个人一生经历的因素。后来他们发现，再多的数据也无法证明人的生长过程中究竟受哪些因素影响，因为变量实在是太多。考察那些真正作出巨大贡献的人，如爱因斯坦、鲁迅等，早期并没有表现出什么超常，成名其实很晚。智商只是影响人们发展的变量之一，与成功并没有必然关系。

问题四：超常儿童遭遇的尴尬。

并不是所有的家长都希望自己的孩子能通过测试，骄傲地被选入超常班。许多家长并不同意孩子上超常班。他们认为：聪明的孩子本来就因为他们的聪明会在成长的过程中遭遇比别人多的困难，如果加速他们的成长，他们就更多地超出了常人，也会遇到更多的困难。另外这些聪明的家伙跑到一起，可能会引发新的问题，心理压力一定很大。所以应该让聪明的孩子像普通人那样，按照正常的生活轨迹成长。

超常儿童可能有不同的性格，但求知欲强，懂道理是共同的特点。他们也表现出不合群的问题，出现容易受欺负、经常遭嫉妒的问题。能不能最终成才，并一直保持良好的竞争心态，这些都是超常儿童面临的问题。

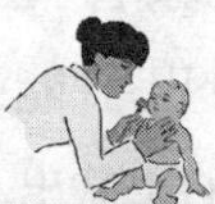

发展儿童创造力的家庭训练

美国麻州布兰迪斯大学教授亚曼比尔提供了这样四项儿童创造力的技巧。

1. 戏剧方式

假装不能用语言沟通，必须通过哑剧、手势及脸部表情传递彼此信息，表现饭店、机场或公园里人的生活百态，而且给孩子纸、铅笔和蜡笔，让画出对方演出来的情节。

2. 小小私人画廊

让孩子了解他画画只是自己乐在其中，而非取悦任何人。这样，孩子会将自己的艺术才能自由地展现出来。在他的房门上挂黑板或画架，可以让他自由创作，捕捉灵感。

3. 自制不花钱的礼物

鼓励孩子在送礼物给人家时，自己动手做，这种礼物是金钱也买不到的。孩子自己创作显得特别可贵，对孩子很有鼓励意义。例如，可鼓励孩子写下自己创作的童话故事及自制各式儿童玩具等。

4. 玩小大人“过家家”

让孩子扮演大人角色，在家设宴请客，演习款待客人的礼节。随处都有材料，随时都有方法，只要母亲动起脑筋来，就能够将创造力的训练在家庭中生动活泼地开展起来。

1933年春，爱国将领冯玉祥、方振武和共产党员吉鸿昌等，组织察哈尔抗日同盟军，吉鸿昌抱着“有贼无我，有我无贼；非我杀贼，即贼杀我。半壁河山，业经改色；是好男儿，舍身报国”的决心，给了日本侵略者以沉重的打击。但蒋介石却以违抗“军令”为由，抓捕了抗日英雄吉鸿昌。临刑时，吉鸿昌满怀愤慨，大义凛然，以大地为纸，以树枝为笔，写下了“恨不抗日死，留作今日羞，国破尚如此，我何惜此头”的悲壮诗句，表现了共产党员忠贞爱国的浩然正气。

1937年9月24日，中国共产党领导的八路军一一五师冒雨开赴平型关，并在公路两侧山上设下了埋伏。25日拂晓，日军精锐的坂垣师团1000多人及汽车100余辆、马车200余辆，大摇大摆地开进八路军的伏击圈。我军立即向日军发起了攻击，机枪、步枪、手榴弹劈头盖脸地向敌人猛袭过去，打得敌人晕头转向，不知所措，几乎全歼了敌人。八路军将士英勇顽强，视死如归，有1000多人阵亡。伤亡最重的九连，150名战士，战斗结束时只剩下18名，连长及三个排长都壮烈牺牲了。

民族英雄张自忠尽忠报国的事迹广为中国人民所传颂。张自忠参加过长城抗战、台儿庄战役、武汉会战等著名战役。在武汉会战中，他身先士卒，亲临前线督战，并向各级指挥官发出命令：“只准前进，不准后退！阵地就是我们的坟墓，后退者死！”在随枣战役中，他抱定战死疆场、报效祖国的赤胆忠心，并手谕全体官兵说：“为国家民族死之决心，海不枯，石不烂，决不半点改变。”1940年5月16日，张自忠率身边仅有的一支2000多人的队伍，与敌人展开激战，部队伤亡殆尽，他自己身中7弹，胸部穿洞，血流如注。弥留之际，留下最后遗言：“我力战而死，自问对国家、对民族、对长官可告无愧，良心平安！”最后牺牲在战场。

抗日民族英雄杨靖宇的事迹，是中华民族不怕牺牲、英勇不屈精神的生动代表。杨靖宇率领东北抗日联军，在极其艰苦的条件下，驰骋在东北大地，转战于茫茫林海，英勇地抗击着几倍、几十倍的日伪军。他们“天当房、地当炕，火是生命，森林是家乡，野菜、野兽是食粮”。

1940年2月23日，杨靖宇在弹尽粮绝后壮烈牺牲。日本侵略者割下杨靖宇的头颅，剖开杨靖宇的腹部，发现肠胃中除了尚未消化的树皮、草根、棉絮外，竟然一粒粮食也没有。

“八女”投江的故事早已家喻户晓。1940年10月，东北抗日联军第五军的8名女战士，为了掩护大部队突围，毅然向敌人开火，把敌人吸引过来。在女指导员冷云指挥下，她们沉着应战，最后子弹打光了，敌人从三面包围过来，前面是滚滚的乌斯浑河。8名女战士宁死不当敌人的俘虏，毅然跳进乌斯浑河的激流之中，壮烈牺牲。这8位女英雄是：冷云、杨贵珍、安顺福、胡秀芝、郭桂琴、黄桂清、王惠民、李凤善（朝鲜族）。

狼牙山五壮士的英雄事迹，一直在被千千万万的人民学习着，歌颂着。1941年9月，守卫在河北易县狼牙山的5个八路军战士马宝玉、葛振林、胡德林、胡福才、宋学义，为掩护主力部队撤退，凭借海拔1105米高的狼牙山山峰的险要地势，以5支步枪和一些手榴弹，牵制3000多敌人，同500多敌人整整搏斗了一天。最后，弹药用尽，石块扔完，身后就是三面万丈悬崖。这时候，敌人越来越近，五位壮士共同宣誓：宁愿为民族解放事业牺牲，绝不活着当俘虏！他们砸坏枪支并将其抛入深谷，高呼“打倒日本帝国主义”等口号，一齐跳下崖。这一惊天地、泣鬼神的壮举，惊呆了爬上了峰顶的日寇。他们做梦也没有想到，和他们战斗了一整天、使他们死伤了几百人的，只有5个八路军战士。

诸如这样的民族英雄又何止上述这些呢？据不完全统计，在中华人民共和国成立前28年的奋斗中，就有近2100万人死亡、就义、阵地牺牲，其中只有不到200万人留下了姓名。

第十章　儿童的心理问题与对策

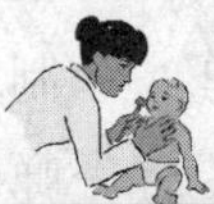

儿童心理问题暴露家庭教育危机

心理专家指出，在对儿童的教育中家庭教育为重中之重，然而目前一些家庭的错误教育观念却成为导致孩子心理问题的不可忽视的因素，其中以“爱的名义”的家庭教育尤为典型。

秦皇岛市某小学五年级学生小明（化名）总爱离家出走，对此他的家人苦恼不已。不久前，不明原因的父亲带着孩子，一同来到某医院心理科。医生、孩子与家长的一席话惊醒了迷茫的家长。

父亲：“医生，你看看这个孩子脑子是不是出了什么毛病，动不动就离家出走，我和他妈妈没办法了！”

医生：“你和孩子关系处得怎么样？”

父亲：“咳！甭提了！我从这个孩子出生就和他斗！这个孩子很倔，倔的时候我就揍他，跟他斗了 12 年，现在我斗不过他了！”

医生：“为什么要离家出走？知不知道爸爸很担心？”

孩子：“他才不担心我，我有记忆时他就在打我！我恨我爸爸！”

医生：“为什么打孩子？”

父亲：“我就觉得这个孩子身上好多坏毛病，我担心他将来学坏了，不能成才！”

孩子：“我问过同学，我那些好朋友家长从来不打他们，只有我天天在家挨揍！”

爸爸：“最近我也感觉他恨我了，我就不敢打他了，我想好好和他谈，但他又不听我的了。”

医生：“家长都是出于责任心来管教孩子，但很多人采取的方法不对，孩子不明白爸爸为什么要打他，虽然家长出于一种责任，但孩子的感觉是这个家容不下他，他甚至得不到家人的认可，不能享受到这个家庭的温暖，所以他才一次次出走。”

这位心理医生告诉说，类似的情况太多太多，家庭错误的教育方式很可能导致孩子心理出现偏差。有很多家长脑子里存在“棍棒之下出孝子”、“不打不成器”、“树打自然直”等观念，其实家长都爱孩子，但棍棒式的养育方式实际上对孩子是一种伤害，凡事都以爱的名义，爱的结果却产生了恨。同时，与之正好相反的教育方式，即家长对孩子没有原则地溺爱，百依百顺也是引发孩子行为问题的另一原因，因此家庭教育走向任何一个极端都是不合适的。

在教育型、严厉型和放任型的教育方式中，教育型家庭的孩子心理问题发生率最低。但由于大部分家长对儿童心理健康教育知识的缺乏，即便孩子行为思想出现了明显的不良征兆，家长也常常不能及时发现或不能引起足够的重视。专家认为，在家庭教育中，父母应尽量加强与孩子的沟通与交流，营造和谐的家庭气氛，教育要掌握好尺度，避免儿童心理“营养不良”或“营养过剩”。

随着科技的发展，人类将更加文明，体罚和责骂等粗暴的教育方法应逐渐让位给科学的教育方法。为了社会、家庭以及儿童今天的幸福和明天美好的未来，家长要不断学习新的教育方法。

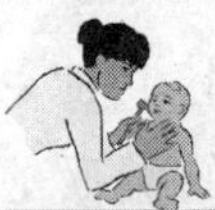

家庭教育不当导致儿童心理问题

某市精神卫生中心最近的一次调查结果显示，儿童心理问题不容乐观。

近几十年来，随着科学技术的发展，一些严重威胁儿童身体健康的疾病得到了控制，而儿童心理问题显得日益突出，据我们在湖南省近万人的流行学调查，4～16岁城乡儿童的心理障碍患病率高达14.89％。这家心理卫生机构在对2000名小学生和学龄前儿童的调查中发现，有30.3％的孩子存在明显的心理障碍和心理问题，其中40％有情绪不稳定（经常发脾气、心情时好时坏、学习时情绪忽高忽低、心烦等），适应不良（对新环境如学校生活不适应、不习惯老师的教育方法、与同学相处不好等），学习压力感过强（感到学习负担重、听到考试就紧张）等问题。

这些问题或多或少影响儿童的健康成长，甚至对家庭和社会产生麻烦或严重的危害。儿童心理保健是一项关系到国家未来的大事，特别是在我国，把计划生育、优生优育作为一项基本国策，加强儿童心理保健显得尤为重要。对儿童心理问题，重在预防，早期发现智力发育迟滞，给予早期的干预，可促进儿童智力的发育。对儿童行为问题、情绪问题的早期干预，可使问题消灭在萌芽阶段，有利于人格的健全成长。因为儿童特别是幼儿期是可塑性最大的时期，受到不良影响，易于出现偏差，给予及时指导，又较容易矫正。

预防儿童心理障碍，是全社会的事。良好的社会风气，是培养儿童良好行为的重要条件；父母之间和睦相处，并注意自己对儿童的楷模作用，父母在教育子女的态度上力求一致，创造良好的家庭气氛，也十分重要；在家庭教育中，我们还提倡“挫折教育”，对儿童的要求不应百依百顺，即使是合理的要求，也要“延迟满足”，并可以有意安排一些艰苦、困难的活动，从小培养儿童面对困难、克服困难的精神，有意识地磨炼意志。父母望子成龙过分，超过儿童负荷，会使儿童常常处于失败感中，久之，则丧失了对学习的兴趣和进取心。根据自己孩子的特点因材施教，才能发挥孩子的最大潜能。

这家中心的专家分析认为，造成儿童心理问题的主要原因在于学习至上的错误家庭教育观念。一些家长望子成龙心切，期望值过高，把孩子的学习看得过重。父母的这种观念通过各种方式传递给孩子，往往造成子女学习压力过重。

其次，社会上成才观念的误区也间接影响了孩子的心理健康，使他们认为只有上大学才是成才，否则就要被家庭和社会歧视，迫使孩子把过多的时间投在学习上，影响了孩子的社会能力和实践能力培养，人际关系问题也随之产生。此外，学校片面追求升学率也影响了孩子的心理健康，有的教师为了提高学生的学习成绩，用挖苦、尖刻的语言刺激学生，更加重了学生的心理负担。

儿童心理科医生指出，除了学习，孩子们都有爱玩的天性。在玩耍中，他们学会了与人相处，模仿伙伴们的为人处世方法，学会忍让、宽容、合作等人际交往的优良品质和性格，这是儿童自我发展的需要。违背孩子成长的正常发展规律，管束过严，经常打骂，会形成两类性格的孩子：一类孩子压抑天性，变得内向、胆小怕事，没有自信心，敏感自卑，创造能力差，不会与人交往；另一类较倔强的孩子则形成逆反心理和反抗性格。

专家提醒，孩子的心理健康应引起高度重视，家长和教师要端正教育观念，多以平等的心态与孩子沟通，杜绝责骂和训斥，关注孩子精神上的变化，如焦虑、胆小、孤独等心理症状，及早预防，使孩子的身心健康保持在平衡状态。

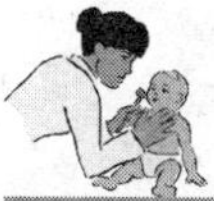

儿童智力落后能不能上学

儿童智力落后能不能上学已经成为当今人们普遍关心的一个社会问题，并已引起了医学界、教育界和家长们的关注。根据弱智儿童的智力和行为特点，可将其分为轻、中、重三级。

轻度：生活上能自理，能从事简单的劳动，语言连贯，但学习吃力，特别是在掌握数的概念和进行计算方面有困难。

中度：生活能半自理，动作基本符合规范或部分有障碍，只会说简单的话或极少的生活用语，缺乏数的概念。

重度：生活不能自理，动作有困难，缺乏语言表达能力，或只会发音而不识数。

我国有关教育方面的专家将弱智儿童能否上学受教育大致区别为以下3种情况：一是可教育者，这些弱智儿童虽然发育速度缓慢，但有可能掌握在社会生活中所需要的知识和技能。二是可训练者，他们没有能力在学校的教育中掌握科学技术，将来也不能参与社会活动，但是对这部分孩子，如果及早进行治疗和训练，是可以使他们加入到可教育者的行列中，通过训练使其掌握一定的技能。第三种情况是智力严重阻碍、需要终身在家或特设机构里受到保护者，对于有病理表现者或合并有癫痪者则应将其送到专科医院去治疗。

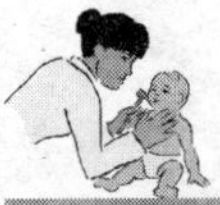

儿童期的手淫问题与处理

儿童期的手淫，可能给儿童带来快感，却也是父母争论不休之处。

当孩子觉得孤单时以此自爱，烦恼时以此自我利用，被弃时以此自慰。但它使父母手足无措，因而会明显地加以干涉。当见到四五岁的儿子抓着自己的生殖器官在公共场所中走来走去时，即使最进步的父母也会觉得羞辱。当然，大多数父母曾亲自听闻、阅读，甚至亲身体验到手淫并无害处，它不会导致疯狂、阳痿、不能生育或其他的疾病。父母在常识上虽然承认，手淫是正常儿童发育过程中必经的阶段，但在感情上却难以接受这个事实。

那些认为手淫不可行的父母亲的看法才是对的。因为自慰的行为，会使孩子减少与同伴和父母的亲近、联系。同样地，同伴及父母对他的感化力也相应降低。当他沉溺于这种短暂的慰藉时，不需依赖别人的帮助即可愉悦自己，不费吹灰之力，他就能自己创造出一个听命于他和他的手的世界。

手淫的习惯若持续下去，当挫折来临时，它便成为孩子最方便的避难所。有了这种简便的代用品，他就不必奋斗，争取成功了。

专家告诉我们：手淫的孩子更需要父母的关心与爱护。

儿童能否进入文明世界，关键在于他自己的意向：是持续下去还是马上放弃这种片刻的安慰，以换取父母和（以后）社会所给予他的永恒持久的满足。父母的爱和关怀不仅能满足儿童，而且能扩大他的需求——需要情爱和被人接纳。了解爱的孩子，才能约束自己的行为，以换取亲密的感情和眷爱。

父母对于这种自慰行为可以给予温和的压力，因为它不仅是困扰，而且是阻碍进步的行为——它妨碍了人格发展，也削减了人与人交往的友谊。但是压力必须温和，否则会一发不可收拾，弄巧成拙。

解决的方法是：一定要使婴儿或幼童感受到父母的情爱，引起他们对外界的好奇。如此一来，手淫就不再是能满足他的唯一事物了，孩子会把重心从满足自己转移到对父母的感情和对其他事物的兴趣上。到了这个地步时，偶发的自慰行为就不再是大问题，只是等待解决的意外事件而已。

儿童教育专家的忠告

目前，全社会对儿童的健康成长投入了更大的关注。作为未来社会的栋梁之材——儿童，他们不仅需要一个健康的体魄，同时也需要完善健全的人格和心理。因此，有儿童教育学家就如何培养身体健康、心智健全的儿童向孩子们的第一任“老师”——家长提出了忠告：

1. 教育孩子不要急于求成

家长应该把孩子看成是正在不断进步的个体。正如园丁种花一样，在花园里栽种之后，几年间你辛辛苦苦地坚持给他浇水，他只长了几厘米；某一年你却突然发现它一下子蹿高了将近1米。所以，每个孩子的成熟速度是不一样的。但家长一定要耐心，给他们成长的时间。

2. 逐渐向孩子灌输对学习的热爱

告诉孩子学习就是探险，也许他慢慢就会产生热情。和学校学习所不同的是，父母在家里主要要从艺术创造力上来引导孩子，甚至可以通过图书角等，和孩子一起来体验学习的乐趣。

3. 告诉孩子勇敢地坚持自己的意见

让孩子明白有时候大多数人的意见也可能是错误的。因此要敢于坚持自己独特的见解，不要因为害怕与众不同而发表违心的意见。

4. 帮助孩子制定合理的目标，而少用惩罚

应该在撒谎没有发生之前就同孩子一起讨论诚实的重要性。用惩罚的方式来教育孩子是最不可取的。不要忘了这么一个道理：教育就像治水，在于疏导，而不是堵截。

5. 打骂是教孩子使用暴力

如果被打骂过的孩子果然变老实了，那是因为他们的心里充满了恐惧，而不是真正地理解了自己的错误所在，这也不能帮助儿童确立正确的是非观念，只会教会他暴力是一种很好地控制别人的办法。要想让孩子变成什么样子，就需要你自己先做出表率。

6. 给孩子以闲聊的乐趣

平常在家里要创造一个宽松的环境，让孩子能放松地讲出他们心里所有的喜悦和困惑、恐惧、失望、压力……鼓励其说出自己所有的想法，甚至包括对你的不满。这会帮助他把你当成一个值得信赖的朋友，还能培养他自我表达的能力。

教育学家特别提醒，与孩子成为朋友这点非常重要。如果孩子（尤其进入青春期后）感到说出实话总不能得到家长理解时，他们就会很容易地走到危险的道路上去。

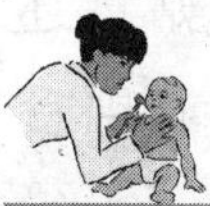

儿童心理问题的治疗

对儿童心理障碍的治疗，以心理治疗为主。针对儿童的主要问题，由心理医师有计划、有步骤地通过谈话、游戏、环境调整等手段，达到治疗目的，常用的方法有行为治疗、认知治疗、支持性心理治疗、感觉统合治疗等。对于有些问题，还需进行家庭治疗。有些问题药物治疗也是必不可少的，但药物必须在医师的指导下服用。

父母爱自己的孩子，这是人之常情，它对孩子的健康成长起着很大的促进作用。

那么，怎样才算是真正爱孩子呢？也就是说应该如何掌握爱孩子的“分寸”呢？

1. 要有理智的爱

这就是说，在爱孩子的过程中，要能自觉地控制自己的感情，克制那些无益的激情和冲动。苏联著名教育家马卡连柯的《父母必读》一书的序言中有这样一段话："子女固然由于父母方面的爱的不足而感受痛苦，可是，他们也会由于那种过分洋溢的伟大的感觉而腐化堕落。理智应当成为家庭教育中常备的节制器，否则孩子们就要在父母最好的动机下养成了最坏的特点和行为了。"这段话讲得十分深刻。

然而，我们有些父母，尤其是相对年轻的父母，对待孩子的关系上，往往缺乏应有的"分寸感"。他们对待孩子往往是无原则的，过分地宠爱。有的对孩子姑息迁就，任其发展；有的只知道想方设法满足孩子的衣锦食美，却不懂得给孩子良好的精神食粮和思想营养。这样，势必把孩子惯坏、宠坏。这种"爱"是盲目的、有害的。

2. 爱要与严格要求相结合

严格要求也是热爱孩子的一种体现，所谓"爱之深，责之切"，就是说，严格要求正是出于深切的爱。所以，做父母的不应该受盲目的爱所支配，要"严"中有"爱"，"爱"中有"严"。当然严格要求并不意味着对孩子的严厉、动辄训斥打骂，而是要做到以合理为前提。同时，态度应该是耐心的、循循善诱的。

严格要求，对孩子来说，是很主要的。这是因为，孩子们往往缺乏经验，是非界限有时不清，而且对自己情感和行为往往也不善于独立控制。如果家长对他们不严格要求，他们往往不能主动、自觉地学习和按行为道德标准来行动。因而，这就更需要父母对他们的思想和行为有严格的要求，使他们养成良好的思想和行为习惯。但是只有爱不见得教育和培养出优秀的孩子来，而应该把爱和严格要求结合起来。

综上所述，父母对子女一定要怀着带有严格要求的爱，千万不要溺爱姑息孩子、过分地迁就孩子与宠爱孩子。一定要有理智，有“分寸感”。只有这样，才能把孩子培养成为有良好个性、品行的优秀人才。